整体療術基本手技テキスト

白木 靖博／監修　北村 虎雄／著

文芸社

はじめに

　整体療法は古くから中国で行なわれてきた医療の一分野です。その歴史は4000年とも5000年とも言われています。日本にいつごろ伝わったのか定かではありませんが、現在では独自の改良が加えられ、発展してきています。

　整体療法は、解剖学・生理学・病理学等の現代医学との密接な関連のもとに、東洋医学でいう各種診断法をも活用して「手技」により施術を行なうものです。

　施術を行なうことにより、体液の循環が良くなり、骨格・筋肉・神経・内臓等の機能が正常化し、人間が生来持っている「自然治癒能力」が高められ、各種の疾患に大きな効果を発揮します。

　この療法は、東洋医学でいう「経絡」の流れを重視し、その流れにそって施術を行なうようになっています。用具や薬を使わずにすべて「手技」によって行なう治療ですから、まったく副作用がなく安全であり、これからの高齢社会の中での医療として大きく注目を浴びるのは必然であると確信しています。

　しかし現在、指圧、あんま、マッサージ、鍼、灸、柔道整復等の書籍は多く出版されていますが、「整体療法」の技術書は見当たりません。それゆえ、本書は「手技」の技術解説に徹してまとめました。「即実践」を主眼に、写真とイラストをふんだんに使いました。

　筆者は長年にわたり多くの後継者を育成するとともに、Ｊリーグのサッカー選手や高校の運動部員を含む多くの人々を対象に施術を行なってきました。ここ横須賀市だけでも、整体療法の技術習得を求める若者の声は多く、全国的にもかなり普及するものと思われます。

　医療事情の厳しい昨今、このように簡単で理にかなった手技療法がますます広まっていくことを切に願っています。

整体療術基本手技テキスト　目次

はじめに　3

第1章　生体後面の調整手順 ——————————— 9

1　整体体位　10
　（1）　全身の望診と触診法　10

2　頭部・頸部の整圧手順　11
　（1）　頭部の整圧法　11
　（2）　頸部の整圧法　13

3　肩部の整圧手順　15
　（1）　肩部経穴の整圧法　15
　（2）　肩部しぼり整圧法　16
　（3）　肩関節部経穴母指整圧法　16
　（4）　天宗穴手根球整圧法　17
　（5）　肩甲骨内側手刀整圧法　18
　（6）　肩甲骨内側母指整圧法　18

4　背部の整圧手順　19
　（1）　胸椎・腰椎触診法　19
　（2）　胸椎・腰椎棘突起両側同時母指整圧法　20
　（3）　胸椎・腰椎左右横突起押し上げ整圧法　21
　（4）　胸椎・腰椎棘突起押し上げ整圧法　22
　（5）　腰部手刀整圧法　23
　（6）　背部両側斜め押し上げ整圧法　24
　（7）　胸椎・腰椎両手のひら交差押し上げ整圧法　25
　（8）　胸椎・腰椎手のひら押し上げ整圧法　26
　（9）　腰部両手のひら重ね整圧法　28
　（10）　腰部両側同時引き上げ整圧法　28

5　腰仙部の整圧手順　29

　　（1）　腰部・仙部の経穴母指整圧法　29

　　（2）　腸骨部押し下げ整圧法　30

　　（3）　腰部手根回し整圧法　30

　　（4）　腰部手刀整圧法　31

　　（5）　腰部手根球回し整圧法　31

6　下肢部の整圧手順　32

　　（1）　両下肢後面整圧法　32

　　（2）　足裏両側面同時整圧法　33

　　（3）　足裏拳整圧法　33

　　（4）　両下肢後面経穴同時整圧法　34

　　（5）　両足裏同時足踏み整圧法　34

　　（6）　腸骨両手重ね下肢屈曲捻り整圧法　36

　　（7）　下肢外側手根球整圧法　36

　　（8）　足首回転調整法　38

　　（9）　足首上下振動調整法　38

　　（10）　足首と膝関節の回転調整法　39

　　（11）　膝関節完全屈曲整圧法　39

　　（12）　両膝同時屈曲足交差組み合わせ整圧法　40

　　（13）　下腿開脚完全屈曲足首整圧法　40

第2章　生体前面の調整手順 ──────────── 41

1　足指間・足首整圧調整手順　42

　　（1）　中足骨間の整圧法　42

　　（2）　足指間の整圧法　42

　　（3）　足指関節調整法　43

　　（4）　上下足整圧と足首の回転調整法　43

　　（5）　足首の引き寄せ調整法　44

（6）両足指同時引き上げ調整法　　44

2　下腿前面の整圧手順　　45

　　　（1）腓骨・脛骨・膝両側同時進行整圧法　　45

　　　（2）腓骨・脛骨・膝部の主要経穴整圧法　　45

3　下肢内側の整圧手順　　46

　　　（1）内側経絡線上の手刀・手根球整圧法　　46

　　　（2）股関節整圧調整法　　46

4　下肢外側の整圧手順　　47

　　　（1）胃経の手根球整圧法　　47

　　　（2）胆経の手根球整圧法　　47

　　　（3）膀胱経の手刀・手根球整圧法　　47

5　両膝屈曲調整手順　　48

　　　（1）両膝回転調整法　　48

　　　（2）両膝同時引き寄せ調整法　　48

　　　（3）両膝屈曲同時整圧法　　49

6　腹部の調整手順　　50

　　　（1）正中線腹部整圧法　　50

　　　（2）腹部動脈・静脈寄せ整圧法　　51

　　　（3）腹部波状整圧法　　52

　　　（4）内臓中央寄せ整圧法　　52

　　　（5）腸部輪状整圧法　　53

　　　（6）腸部両手重ね整圧法　　53

　　　（7）上腹部押し上げ整圧法　　54

7　胸部・腕部経絡線上整圧手順　　55

　　　（1）胸骨部整圧法　　55

　　　（2）胸筋部整圧法　　55

　　　（3）鎖骨上下部整圧法　　56

8 　胸部側面・リンパ節・上腕部内側整圧手順　　57

　　（1）　胸部側面部整圧法　　57

　　（2）　腋窩リンパ部整圧法　　57

　　（3）　上腕部内側整圧法　　57

9 　腕部前面・後面各経絡の整圧手順　　59

　　（1）　肺経・小腸経両経絡線上同時整圧法　　59

　　（2）　心包経・三焦経両経絡線上の同時整圧法　　59

　　（3）　心経・大腸経両経絡線上の同時整圧法　　59

10　手首・手のひら・手背部・指間の整圧手順　　61

11　上肢振動調整法　　65

第3章　頭方座位での頸椎・肩関節・頭部調整 ──────────── 67

1 　頸椎仰臥位調整手順　　68

　　（1）　頸椎牽引調整法　　68

2 　頸部周囲筋捻り伸展調整手順　　69

　　（1）　肩上部押し下げ同時頸部捻り伸展法　　69

　　（2）　鎖骨上部整圧法　　69

　　（3）　僧帽筋整圧法　　70

　　（4）　胸鎖乳突筋押し下げ整圧法　　70

　　（5）　僧帽筋・頭板状筋押し上げ整圧法　　71

　　（6）　後頭部・側頭部各経絡整圧法　　71

　　（7）　僧帽筋・頭板状筋母指整圧法　　72

　　（8）　僧帽筋・頭板状筋5指整圧法　　72

　　（9）　頸椎捻り調整法　　73

第4章　顔面部調整手順 ──────────────── 75

1　顔面部・頭部各経絡整圧手順　76

　（1）　下顎骨・顎関節周囲整圧法　76

　（2）　頬骨部・鼻骨部・眼輪部整圧法　77

　（3）　眼球整圧法　78

　（4）　前頭部・側頭部・頭頂部整圧法　78

第5章　肩関節・背部調整手順 ──────────── 81

1　肩関節の調整手順　82

　（1）　肩関節前面・後面包み持ち上げ調整法　82

　（2）　肩関節回転調整法　83

2　背部包打法　84

　（1）　脊椎部・左右腸骨部・左右肩甲骨部包打調整法　84

第 1 章

生体後面の調整手順

1　整体体位

（1）　全身の望診と触診法

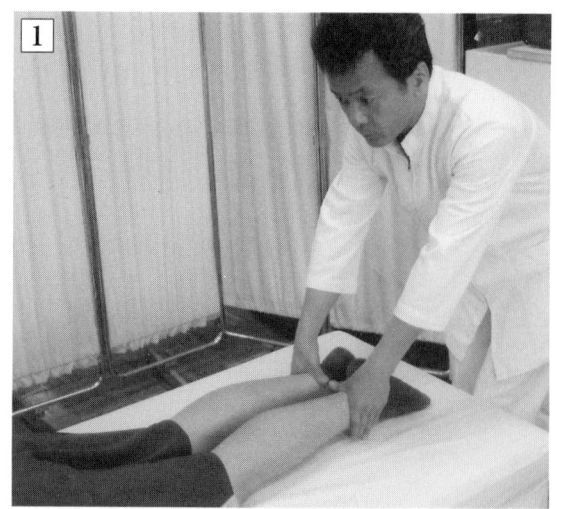

　整体施術に入る前に、受け手（整体施術を受ける者）を台にうつ伏せにし、体の歪みや変位を望診する。【写真1】

　踵、下腿、膝、大腿、腸骨、腰、背、肩を順に両手の母指、4指、手のひらを使って触診していき、肩や腰の高さ、脚の長さの違い、弾性等を確認し、受け手の左側に位置する。【写真2～5】

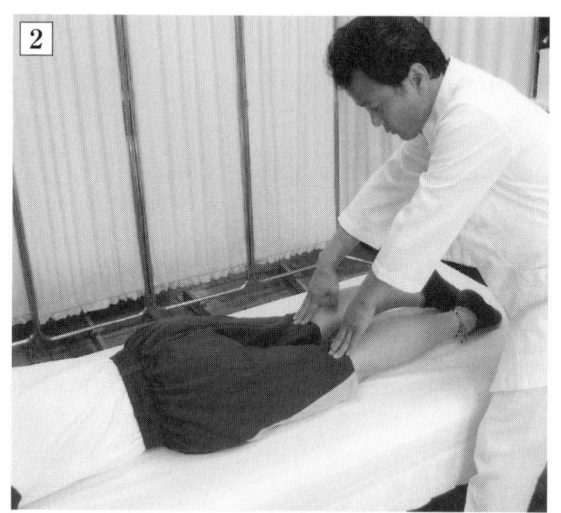

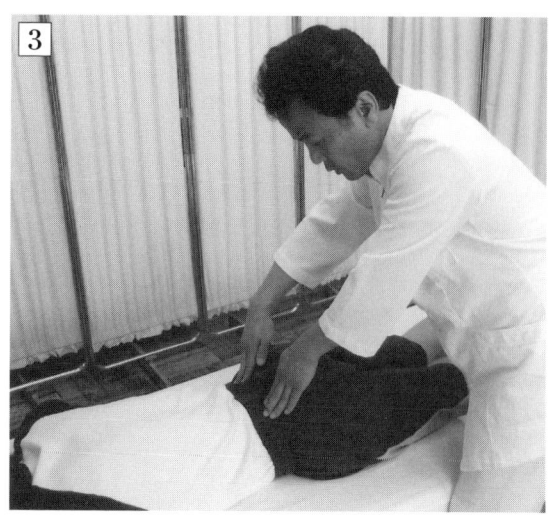

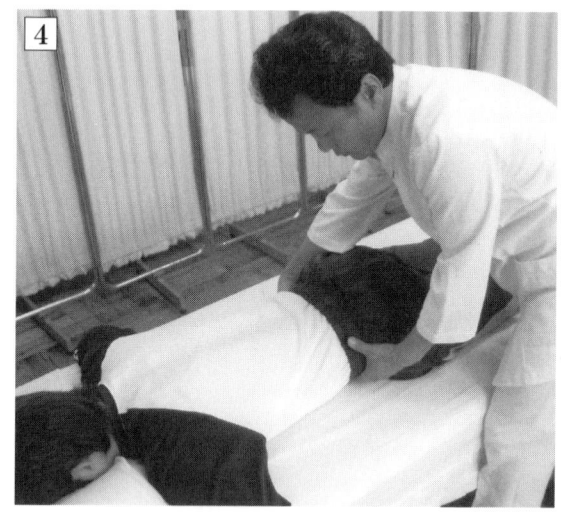

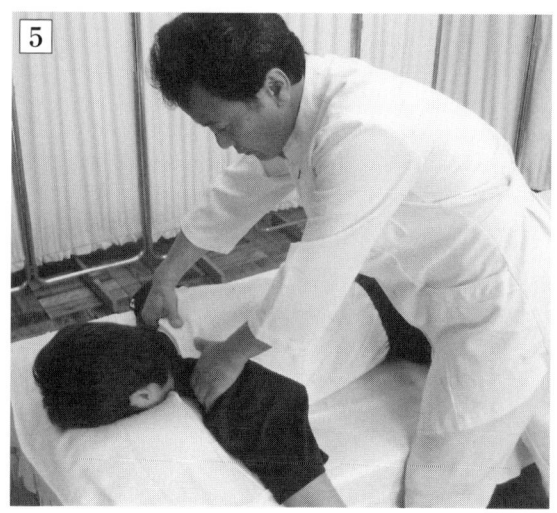

2　頭部・頸部の整圧手順

（1）頭部の整圧法

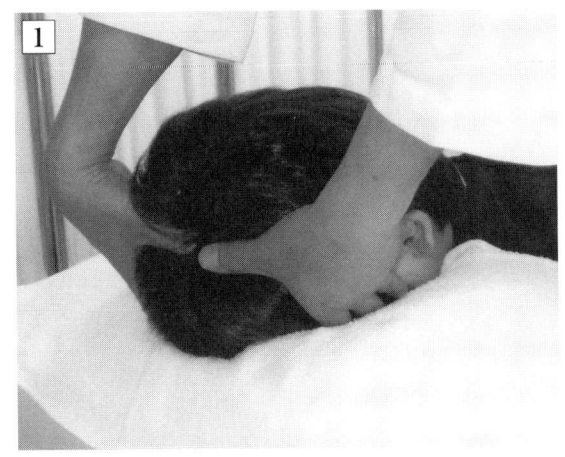

頭頂部の百会穴の位置を確認するため、両小指の先を受け手の耳の穴に軽く置き、両手指間を広げ、母指と小指の線が治療台に平行になるように頭頂部で両母指を合わせる。合った点が百会穴。【写真1、図1】

百会穴を確認したら、左手（補助手）は左肩に軽く置き、右手中指の腹で百会穴を右回りに7回押し回す。【写真2、図2】

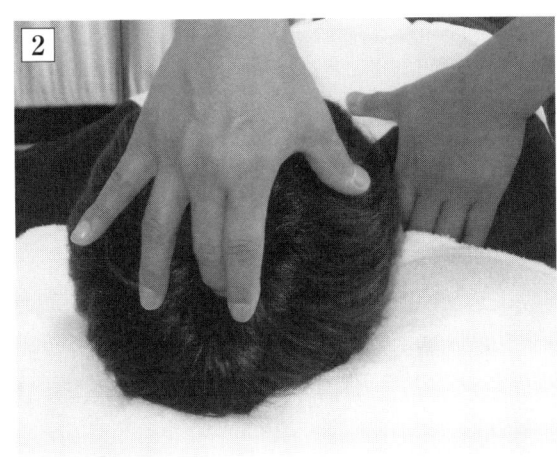

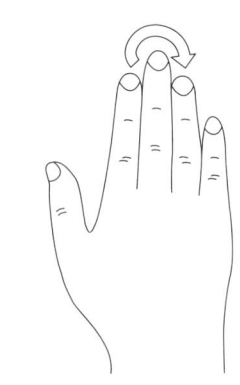

【図2】右回りに押す

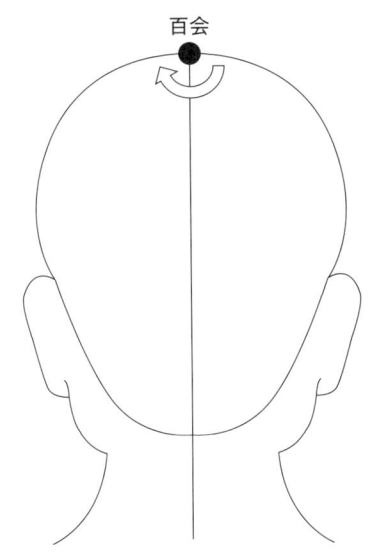

【図1】百会穴の位置

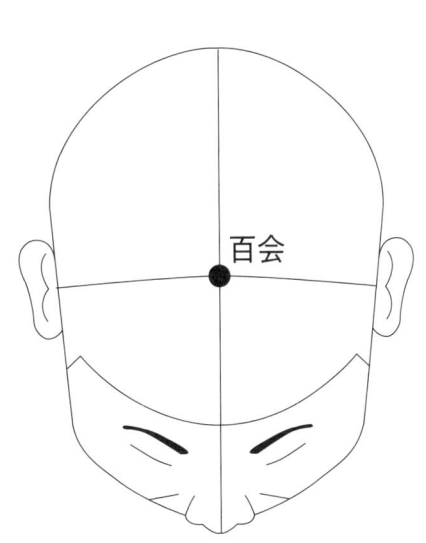

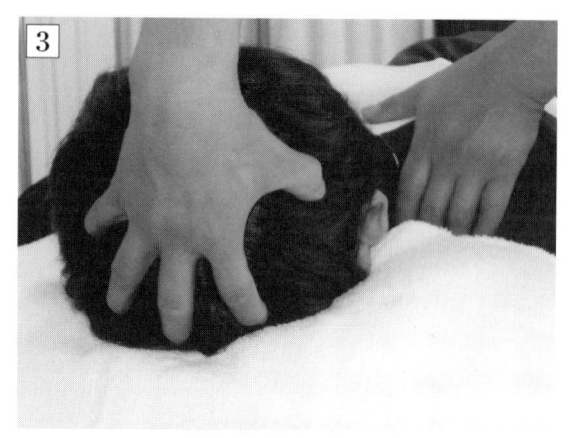

　中指を中心に5本の指を広げ、前頭部の髪の生え際まで運び、頭を包み込むようにして、後頭部の髪の生え際まで押圧する。この時、中指は後頭部中央の督脈を通り、啞門穴へ、他の4指は両外側の膀胱経の天柱穴、胆経の風池穴へ向かう。これを3回繰り返す。【写真3、図3】
＊ 顔面を圧迫したり、頭髪を引っ張ったりしないよう、適度の力で施術する。

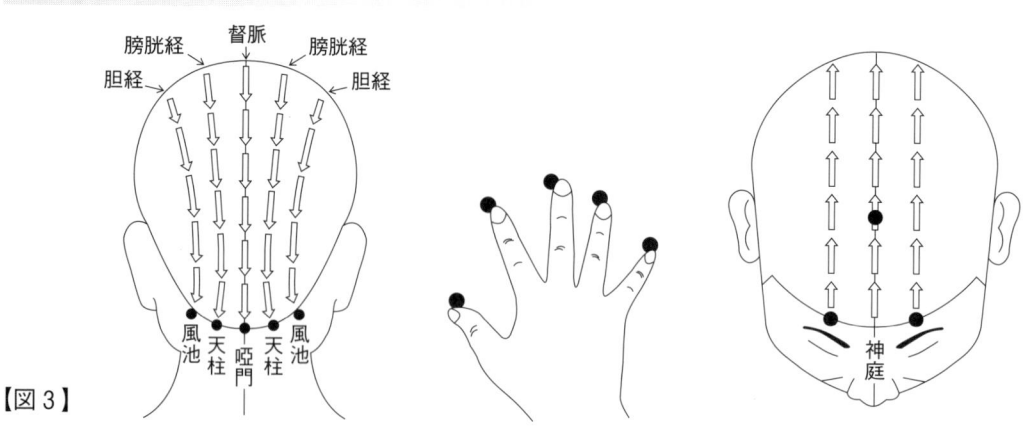

【図3】

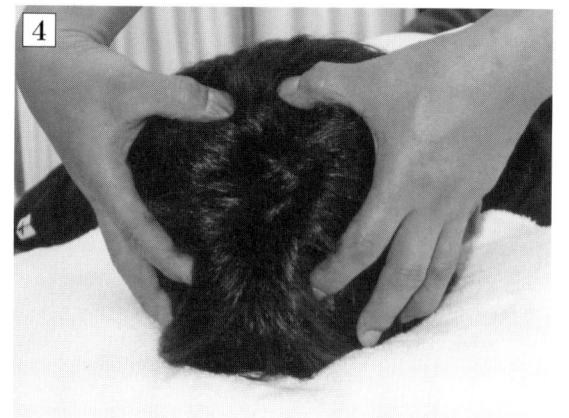

　両方の人差し指、中指、薬指、小指を広げ、両側頭部を包み込むようにする。小指をこめかみに置き、4指を髪の生え際に沿って、啞門穴、天柱穴、風池穴に向かって押圧する。3回繰り返す。【写真4、図4】

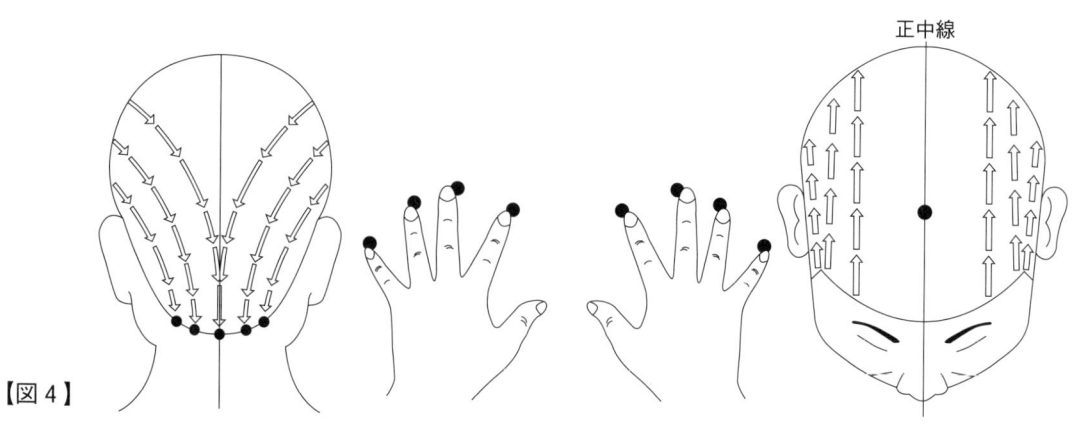

【図4】

（2） 頸部の整圧法

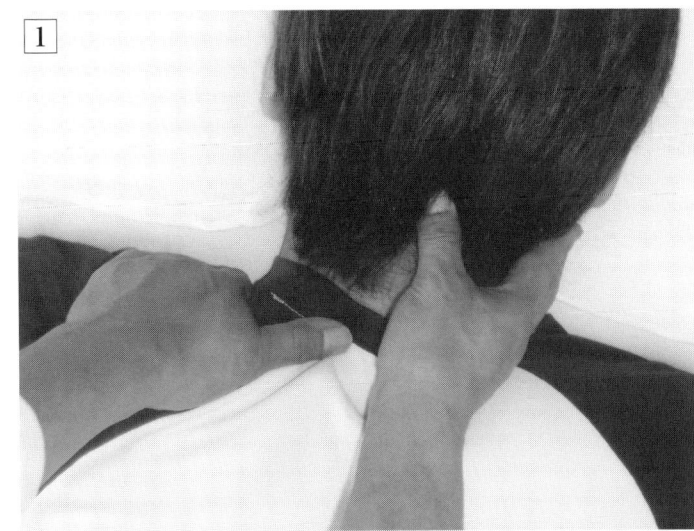

1

左手を左肩に置き、右手の母指で啞門穴を右に7回押し回す。順に頸椎第1番から第7番までの棘突起骨の間を各5回押し回す。【写真1】

右手の母指と人差し指で啞門穴の外側にある天柱穴を7回押し回し、首の付け根に向かって頸椎横突起骨の間7点を各5回押し回す。【写真2】

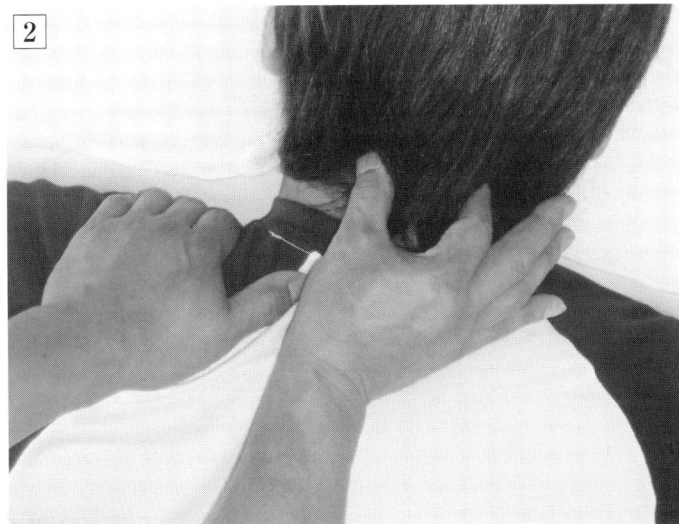

2

右手の母指と中指で、天柱穴の外側にある風池穴を7回押し回し、首の付け根に向かってそのままの間隔で頸椎横突起骨の間を各5回押し回す。【写真3】

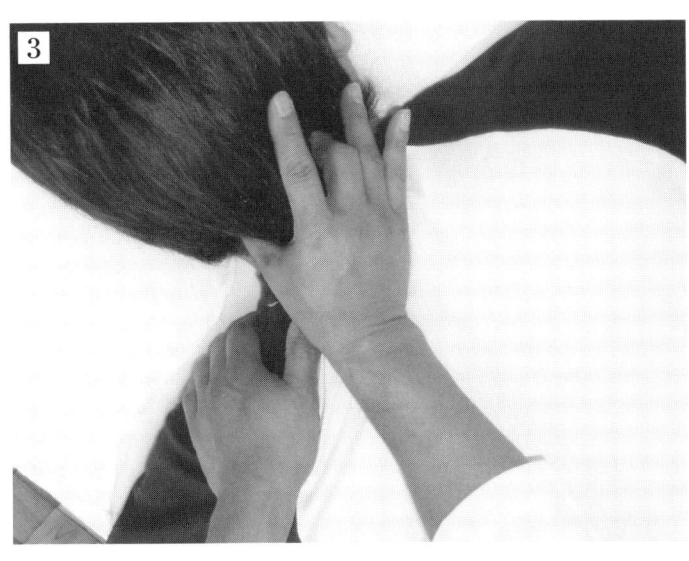

3

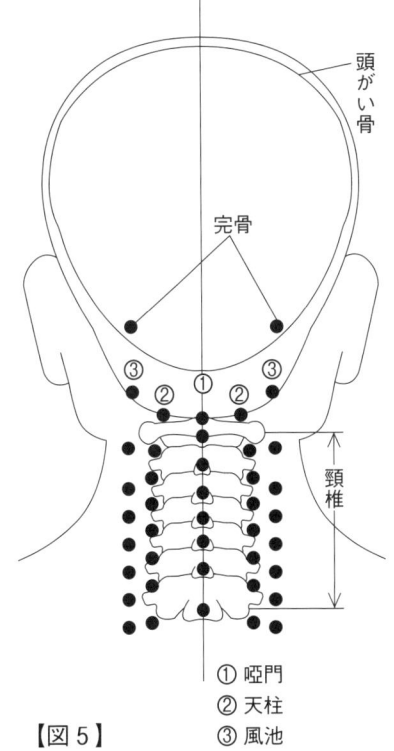

①啞門
②天柱
③風池

【図5】

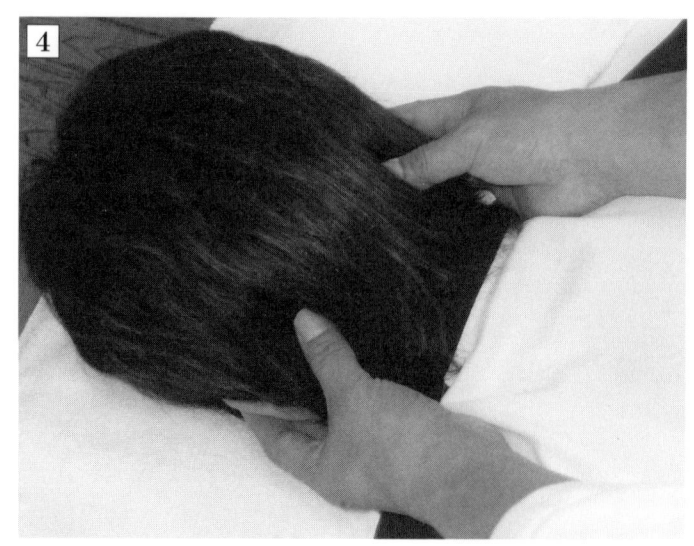

　両手の母指で風池穴のわきにある乳様突起下端に位置する完骨穴を7回押し回す。他の両4指は側頭部の髪の生え際に置く。【写真4】

　左手を左肩に置き、右手の5指で、後頭部髪の生え際から首の付け根にかけて順次7点を揉む。3回繰り返す。【写真5】

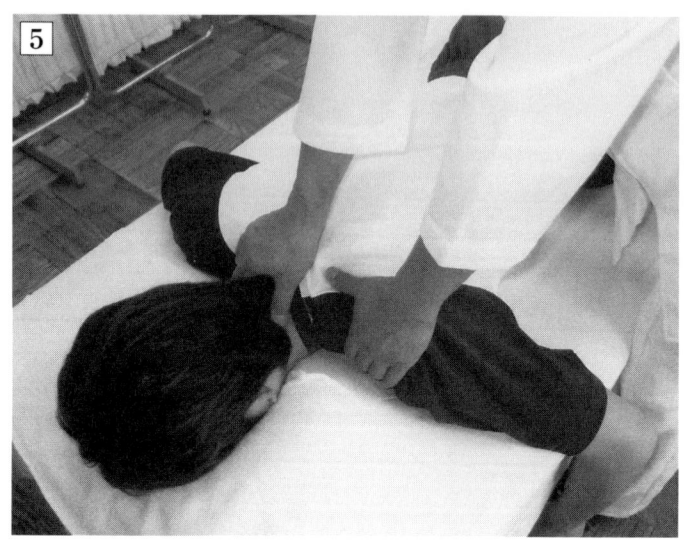

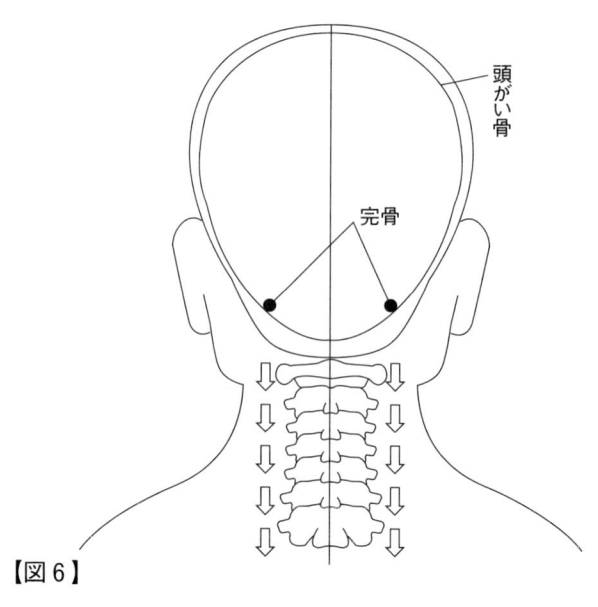

【図6】

3 肩部の整圧手順

(1) 肩部経穴の整圧法

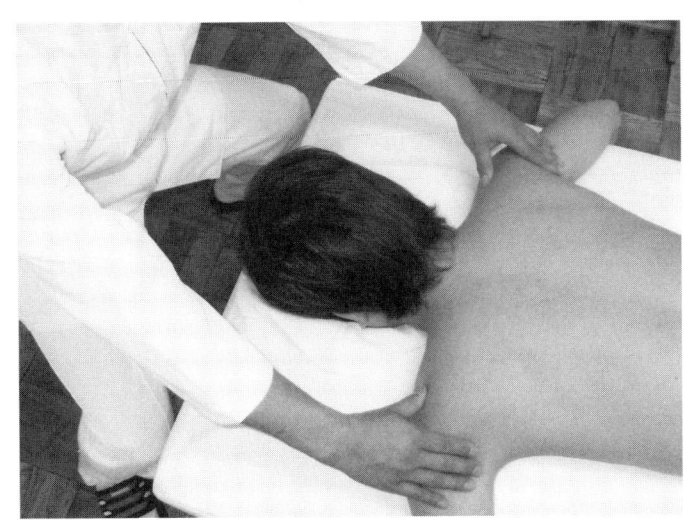

　頭方座位（受け手の頭頂部側に向き腰を下ろす体勢）で、僧帽筋上にある両肩の3つの経穴を両母指で、肩中兪5回、肩井7回、臣骨5回と押し回す。2回繰り返す。【図7】

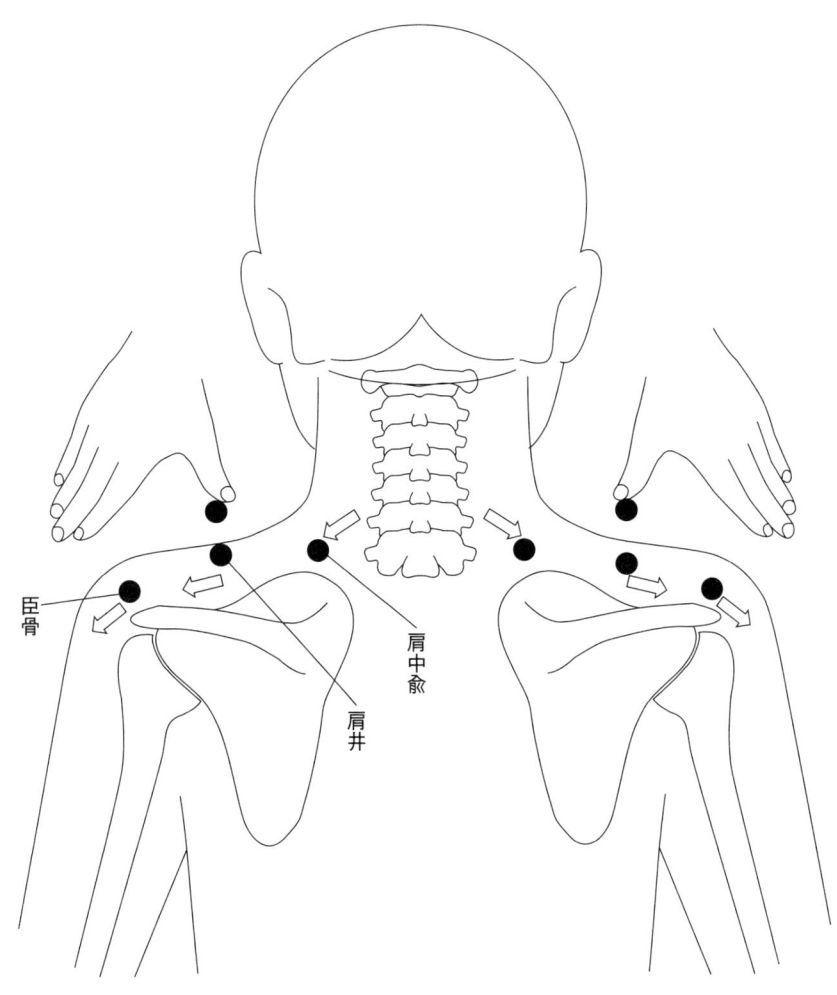

【図7】

（2） 肩部しぼり整圧法

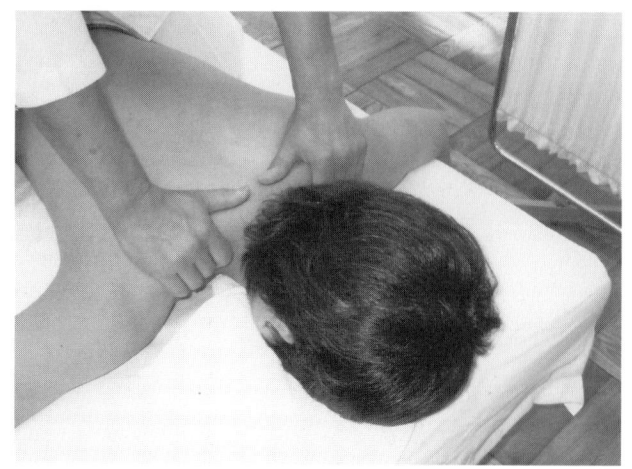

膝立立位で受け手の背後に位置し、肩の僧帽筋を首の付け根から肩峰に向かって5ヶ所に、しぼり押圧を5回行なう。この時の両母指は内側に向けて背部肩上に置き、肩部を包み込むようにして、軽く持ち上げてから押し下げるように整圧する。【図8】

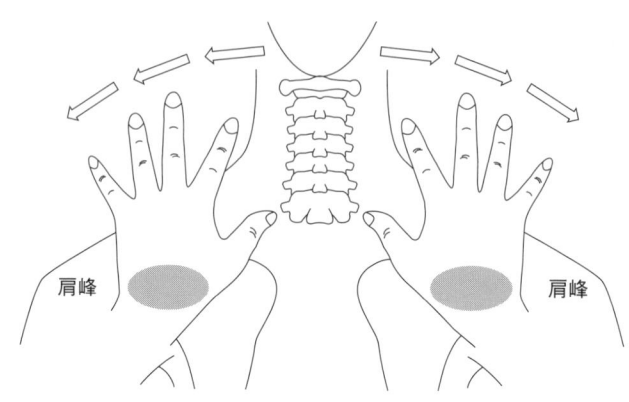

【図8】

（3） 肩関節部経穴母指整圧法

　左側に座位し、受け手の左上腕部を右手で軽く持ち、左手母指で肩関節周囲に位置する4つの経穴（肩ぐう、肩りょう、臑兪、肩貞）を順に5回ずつ押し回す。【写真1・2、図10】

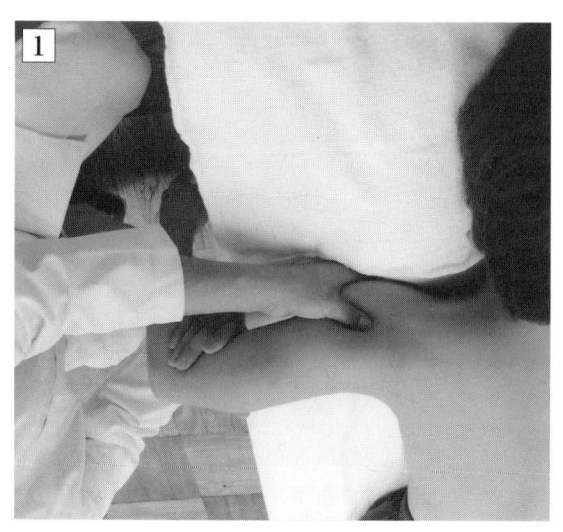
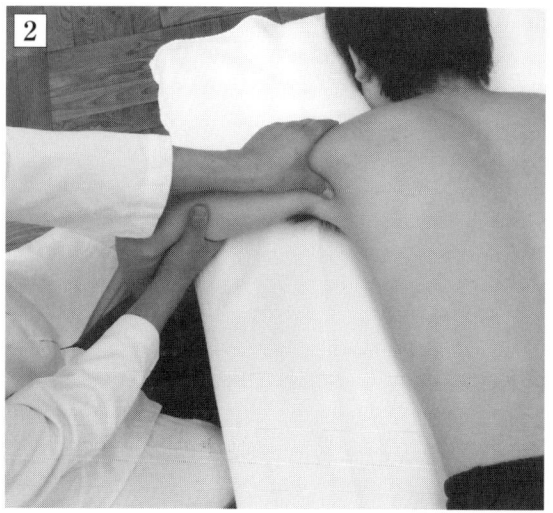

（4） 天宗穴手根球整圧法

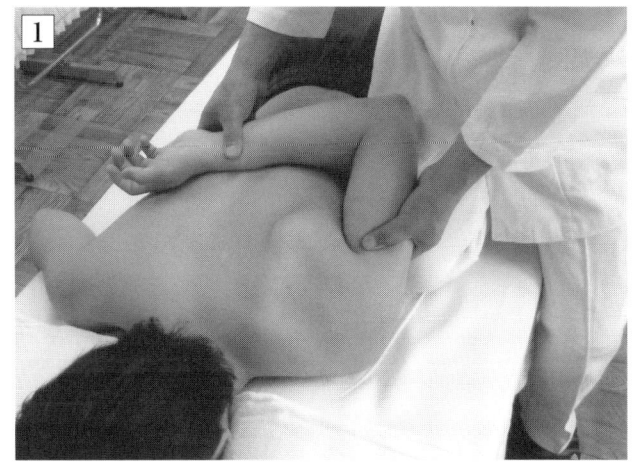

受け手の左腕を背部に屈曲させ、肩甲骨下部に置く。施術者は右足を曲げて台の上に膝をつき、受け手の上腕の間に滑らすように差し入れる。【写真1】

肩を固定させ、肩甲骨中央部の天宗穴を7回押し回しする。【写真2、図9・10】
＊受け手の腕を背部に曲げる時には、補助手を添えながらゆっくり行なう。

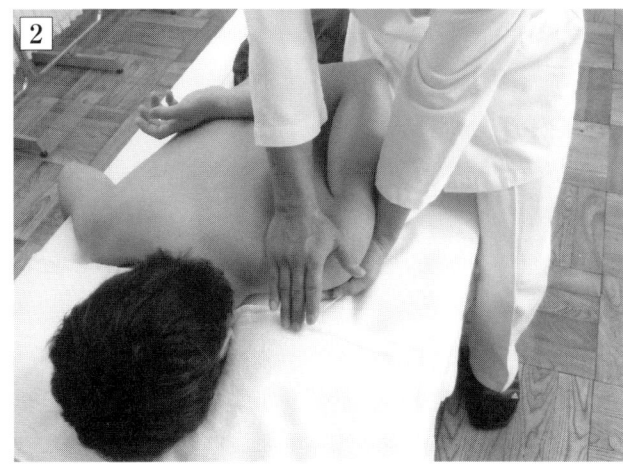

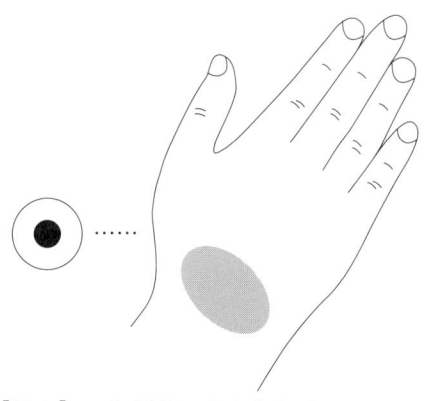

【図9】アミ部分に力を入れる

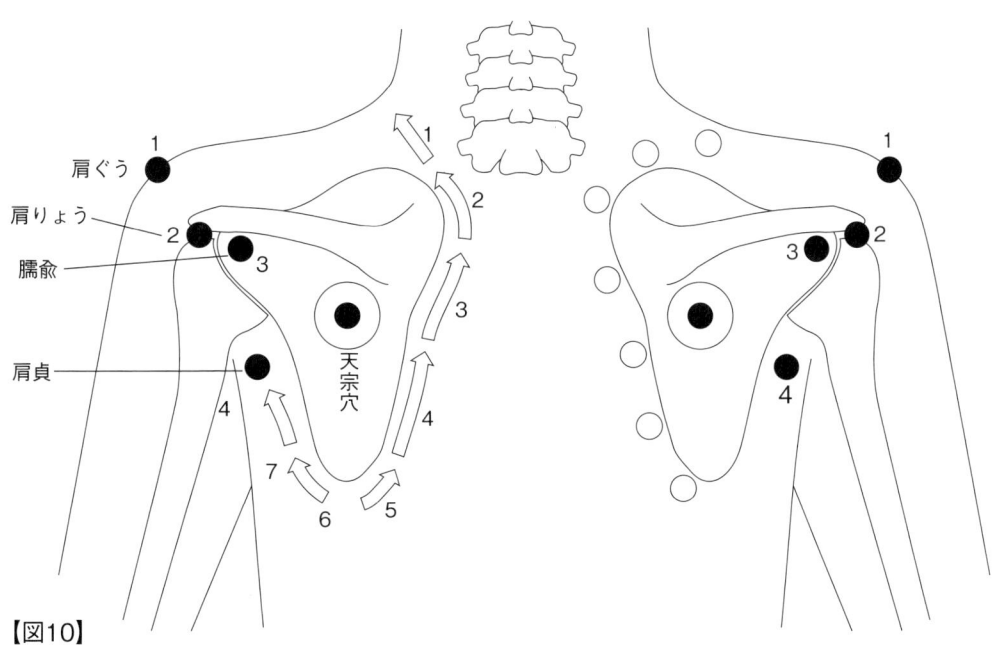

【図10】

（5） 肩甲骨内側手刀整圧法

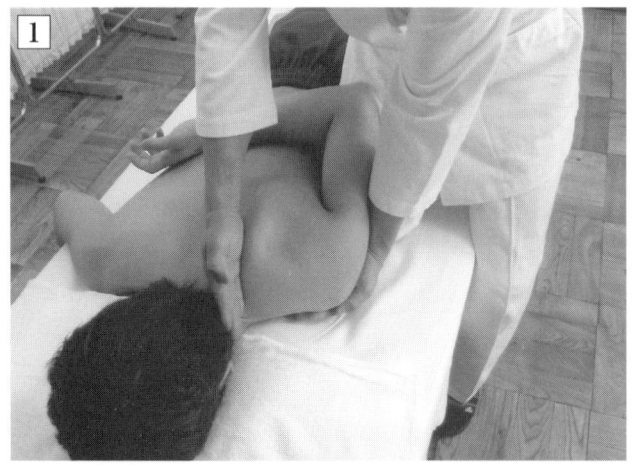

左肩甲骨の内側部に沿って右手の小指側面を利用し、手刀で切るように押し上げる。最初の5ヶ所は上方に、下方の2ヶ所は下へ切るように押し下げる。2回繰り返す。補助手で肩を軽く持ち上げると手刀がしやすくなる。【写真1・2】

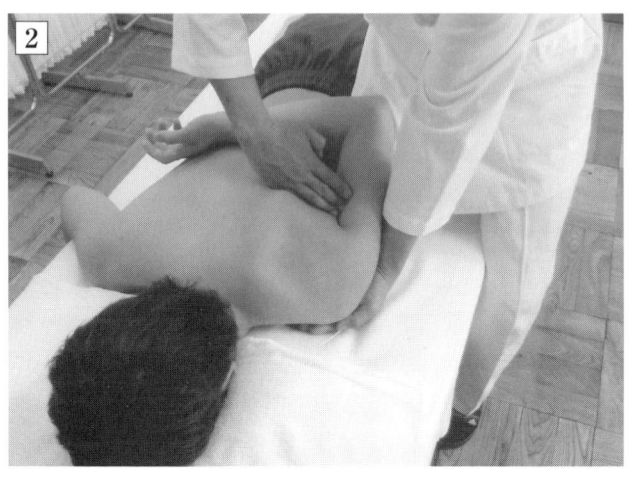

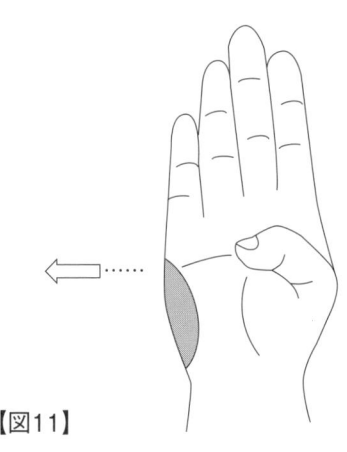

【図11】

（6） 肩甲骨内側母指整圧法

右手の母指で、左肩甲骨内側に沿って、右手の母指で主要な経穴7点を外回しに1ヶ所3回押し回す。【図12】

＊（3）～（6）の施術が終わったら右側へ位置を変え、同じ要領で行なう。この場合は右手と左手が逆となる。

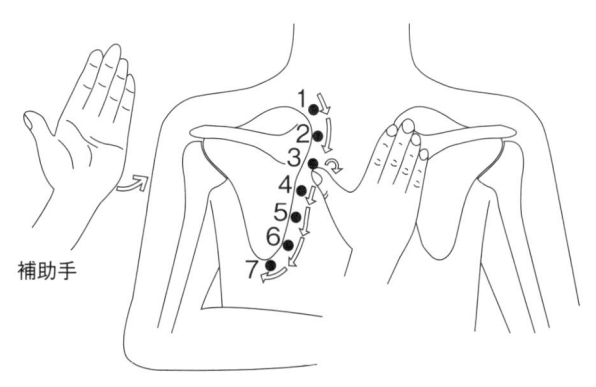

【図12】

4　背部の整圧手順

（1）胸椎・腰椎触診法

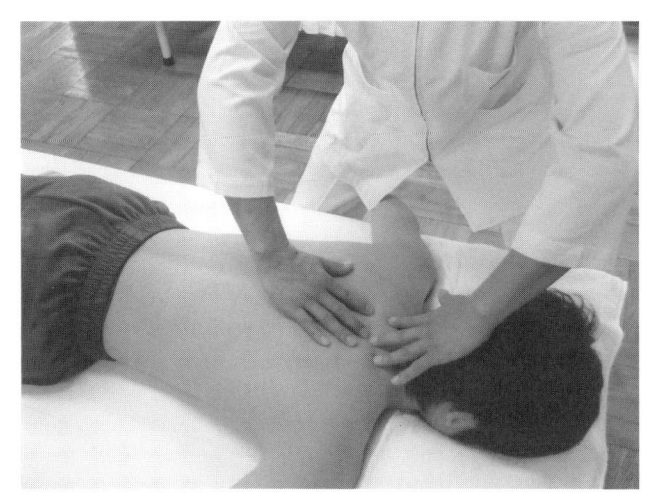

　受け手の左側に立ち、左手の人差し指と中指でV字形をつくる。右手も同様の形をつくり、両手の指先を向かい合わせにする。背部内側膀胱経上を胸椎から腰椎まで移動させながら、脊椎の横突起、背部中央の督脈線上の棘突起、骨の間隔等に異常や変位がないか慎重に触診していく。【図13】

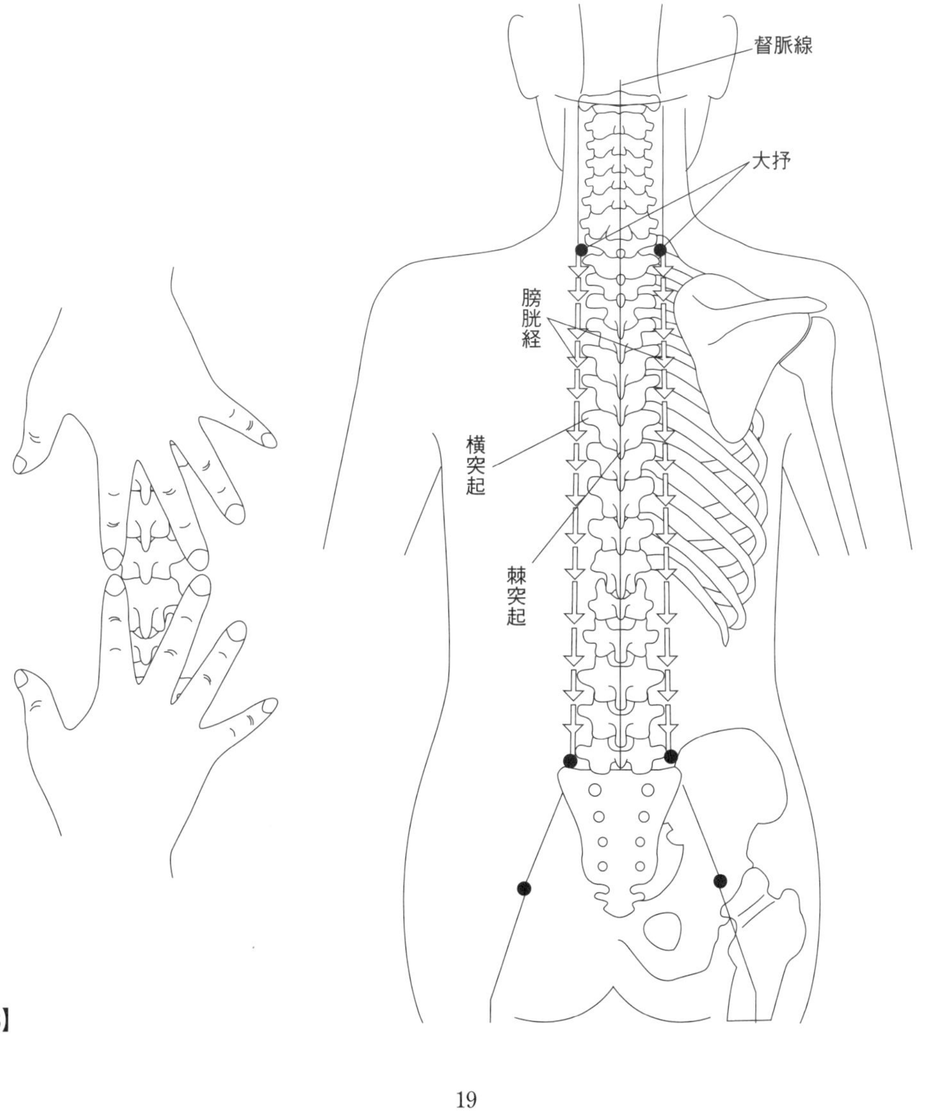

【図13】

（2） 胸椎・腰椎棘突起両側同時母指整圧法

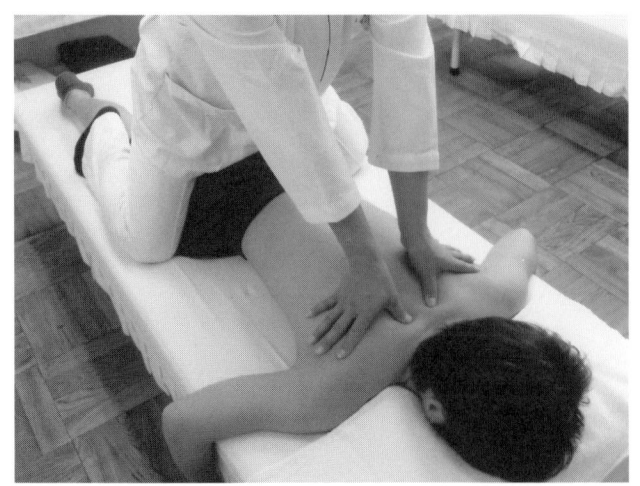

受け手の腰にまたがり、背部内側膀胱経上の大杼を起点とし、関元兪までの17点を両手母指で、表皮をななめ上に押し上げて固定した状態で力を加え、1点につき5回外回しする。これを2回繰り返す。【図14】

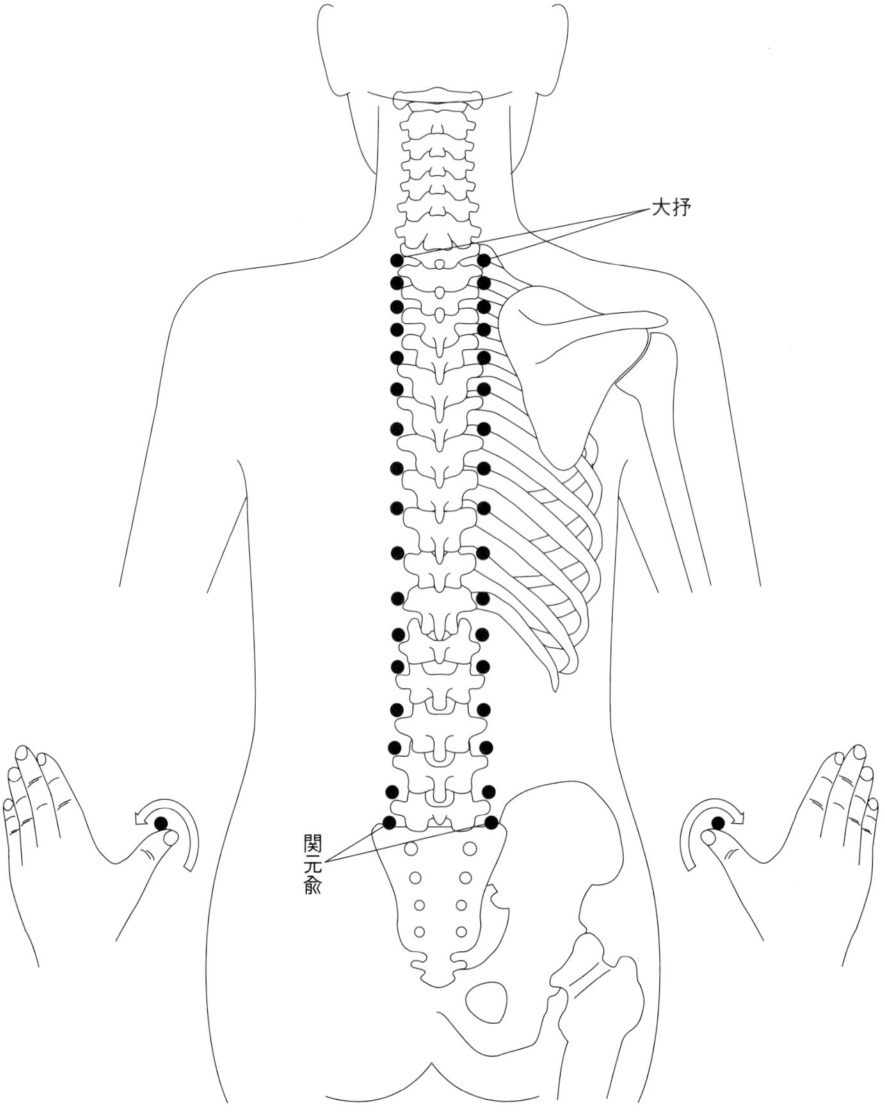

【図14】

（3） 胸椎・腰椎左右横突起押し上げ整圧法

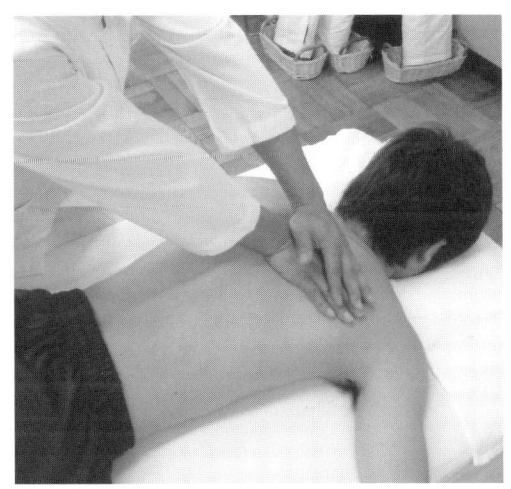

受け手の左側に立ち、脊椎両側の膀胱経を、第1胸椎から第5腰椎の間の両側17点を右手母指を頭方向に向けて右側から固定し、その上に左手小指球を置き、これを力点部として押し上げ加圧し下方へと移動していく。この時、両肘はなるべく真っ直ぐ伸ばし、体全体を前に出す要領で整圧する。【図15】

右側を施術後、両手を左側の上部に移し、同じ要領で腰の方向に押し下げていく。

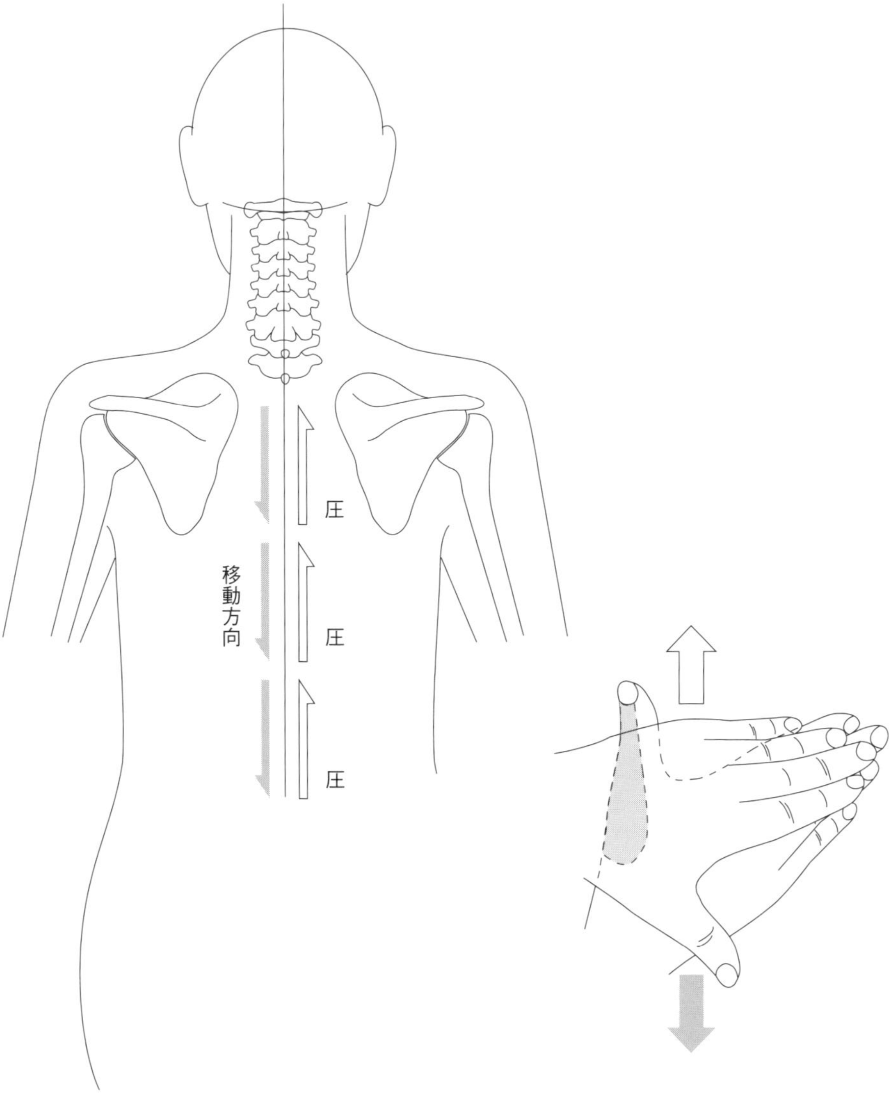

【図15】

（4）胸椎・腰椎棘突起押し上げ整圧法

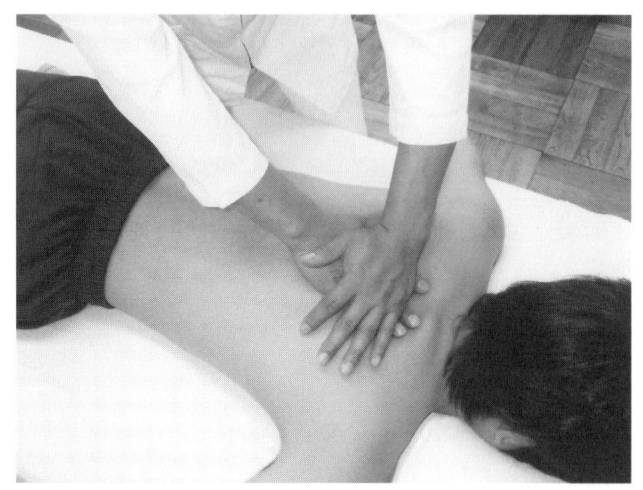

右手の人差し指と中指を、棘突起の両側に置き、脊椎を挟むようにする。左手小指球をその上に重ね、左手小指球に力点を置き、押し上げていく。椎骨1つ分ずつ下方に移動させながら17点を押圧をしていく。この時、肘を伸ばし、体全体を前に出す要領で行なう。【図16】

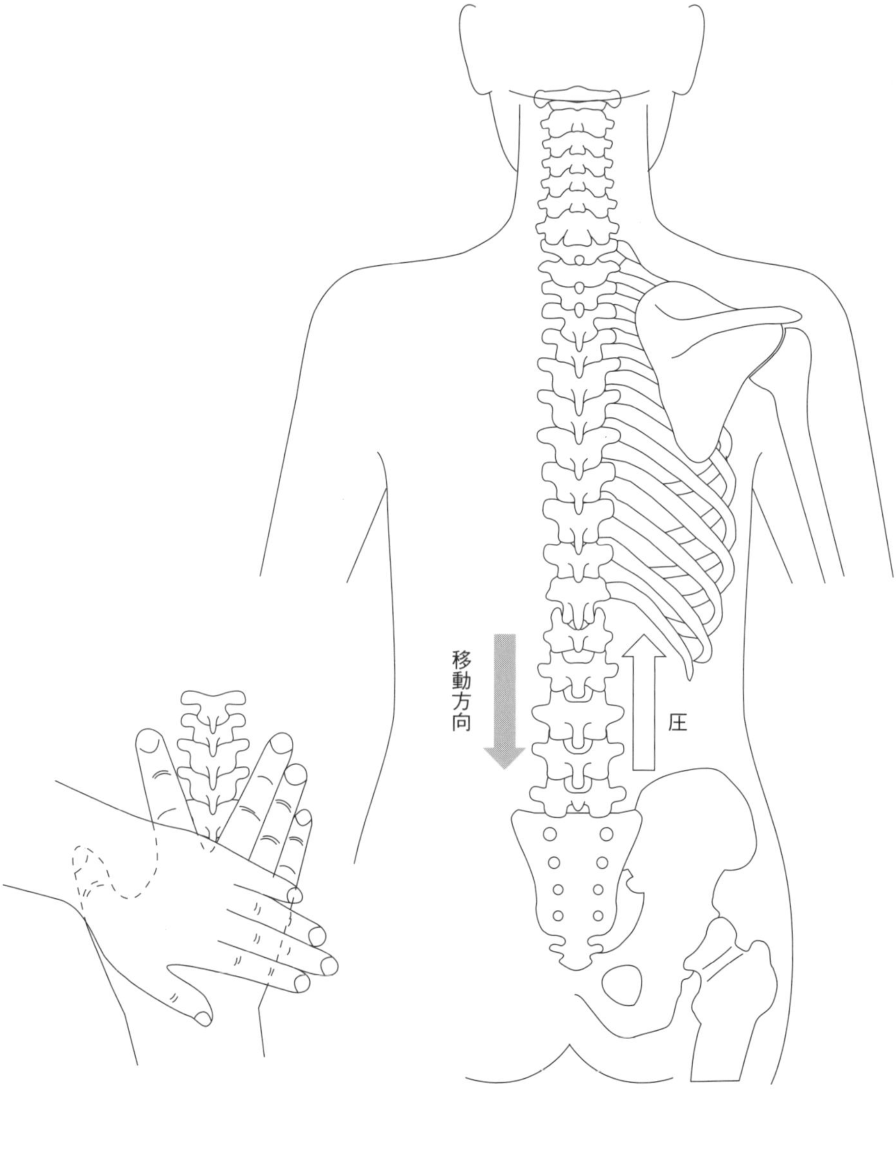

【図16】

（5） 腰部手刀整圧法

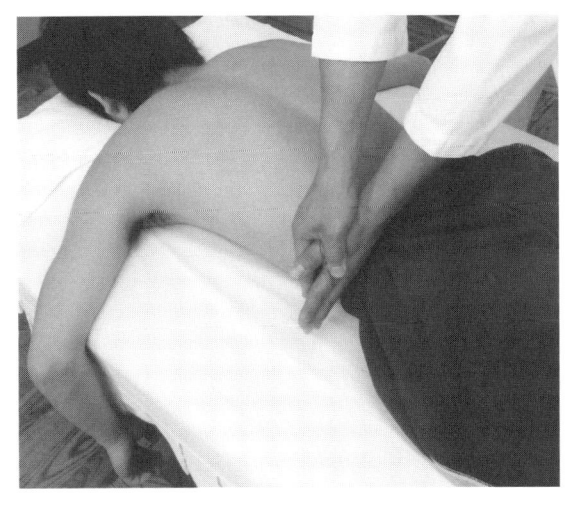

受け手の右側に立ち、第11、第12肋骨と腸骨の位置を確認する。

左手小指側面を手刀状態にし、右手で左手母指根球をつかみ、第11肋骨突端下方から第5腰椎に向かって指先方向に切るように5点を加圧した後、同じ要領で手前に引く。第5腰椎まで整圧したら、その圧を抜かないようにして第2、第3腰椎棘突起の高さにある志室部を小指根球で5回外回しに押す。これを2回繰り返す。【図17】

右腰部の施術は、受け手の左側に立ち、左右逆の手で行なう。

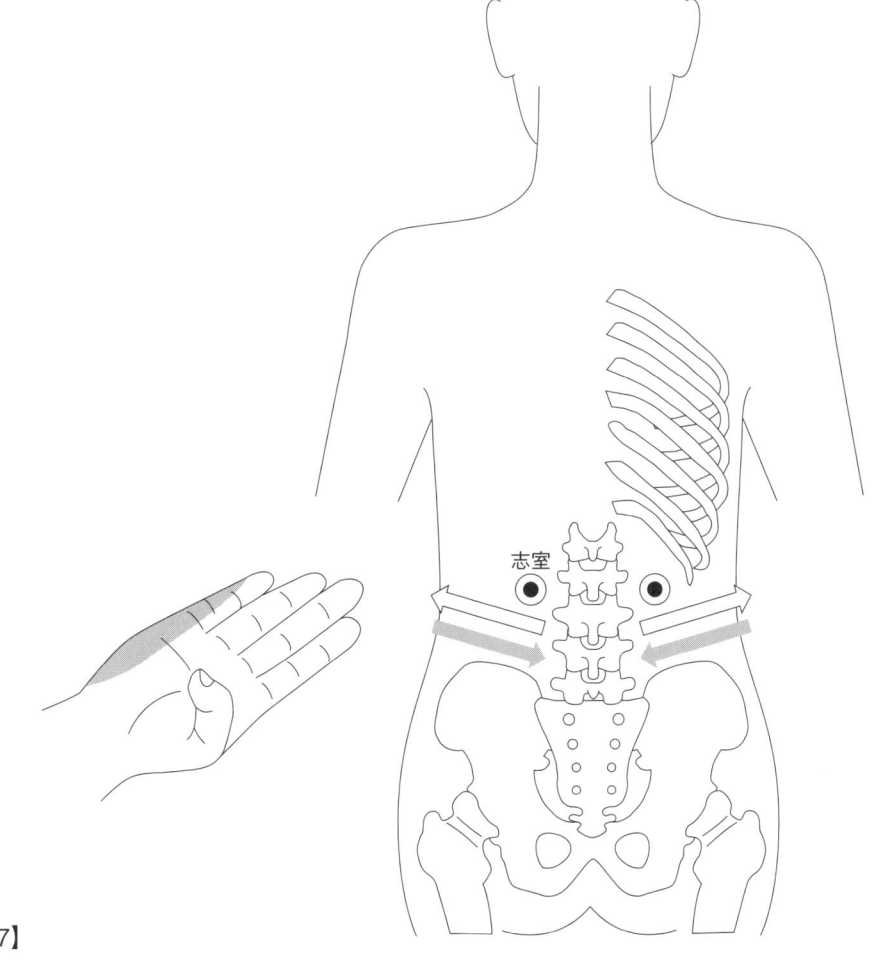

【図17】

（6） 背部両側斜め押し上げ整圧法

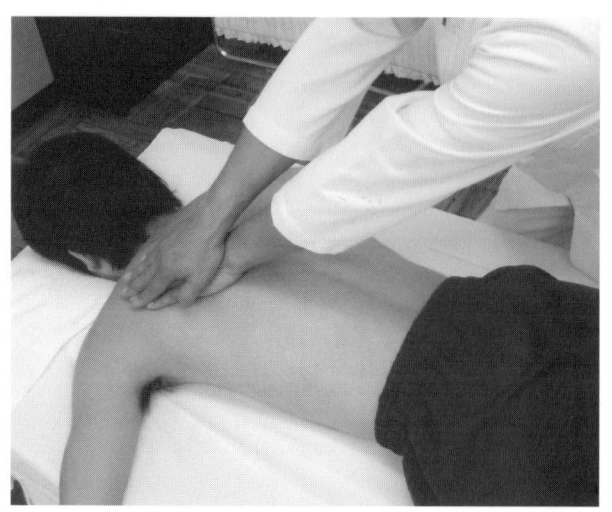

左手指先を第1胸椎上部線上で左肩峰に向かって置き、同じ向きで右手を重ね、表皮を加圧固定しながら肩峰に向かって斜めに限界まで押し上げ、順に第12胸椎までの12点を手のひら全面を使って進行押圧する。

＊左手母指外側面で棘突起左側を軽く触れながら進行するとよい。【図18】

立位を左側にとり、右背部を左右逆の手で、同じ要領で行なう。

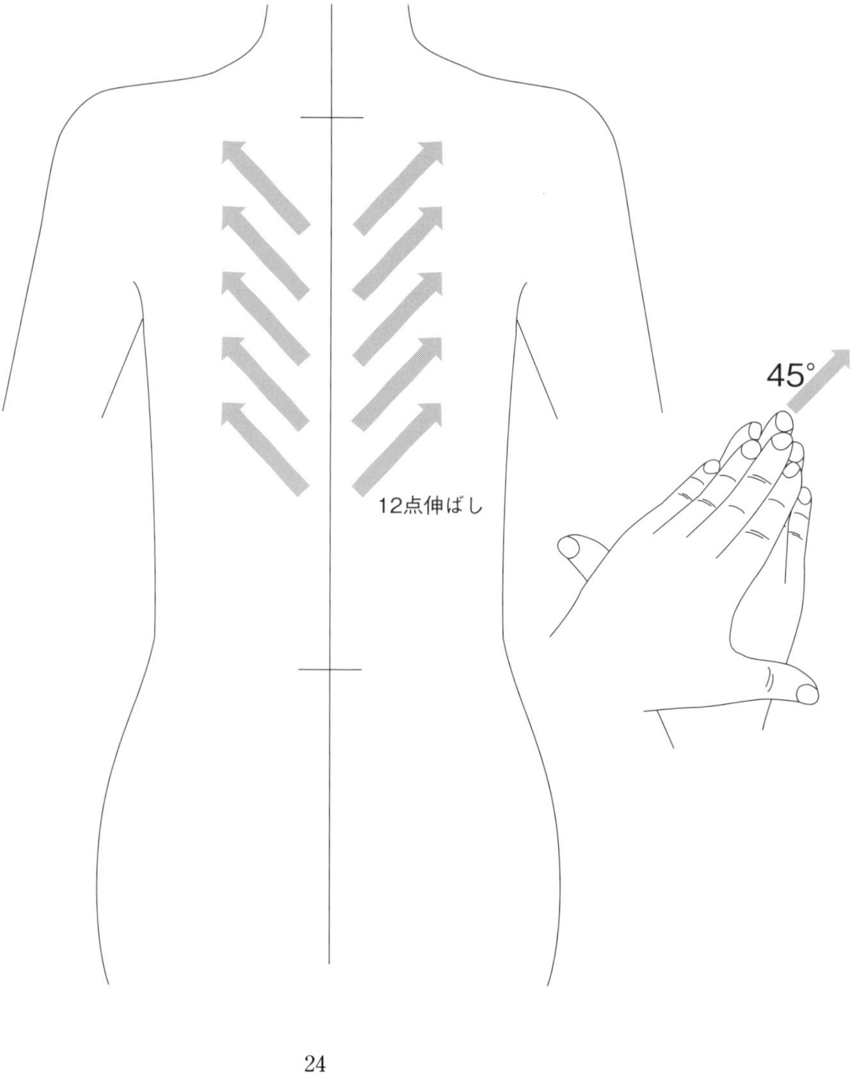

12点伸ばし

45°

【図18】

（7） 胸椎・腰椎両手のひら交差押し上げ整圧法

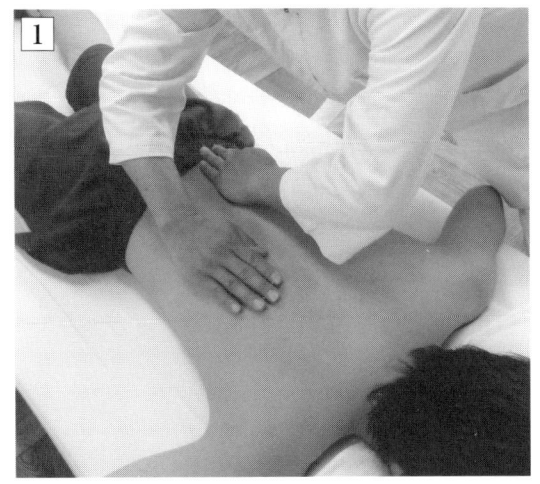

左側に立ち、右手のひらは指先を頭側に向けて第1胸椎上部線上にかかる位置に置き、左手のひらは指先を腰側に向けて第12胸椎下部線上にかかる位置に置く。【写真1、図19・20】

右手のひら全面で頭方向に押し上げ、左手のひらは逆方向に押し下げる。この時、右手が施術手になるので、左手は右手との間隔を保ちながら、右手と同時に移動させて17点を交差進行押圧を行なう。

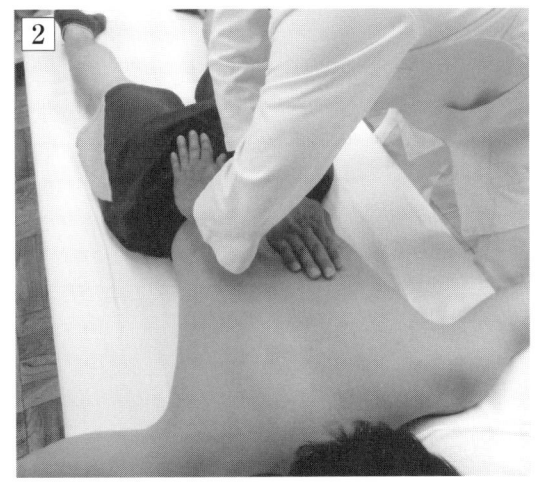

体勢を元に戻し、右手を左側背部へ、左手を右側背部へと置き換え、同じ要領で17点を交差進行押圧を行なう。【写真2、図21】

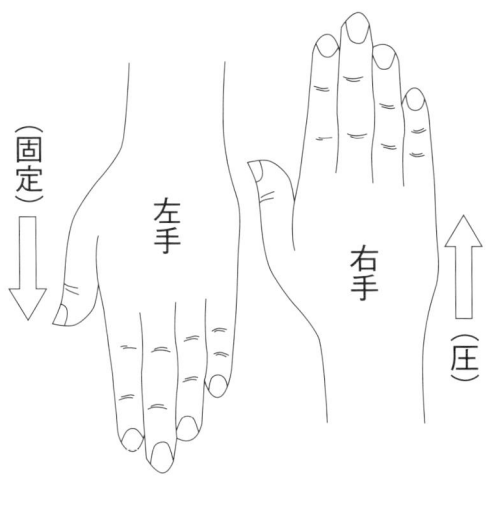

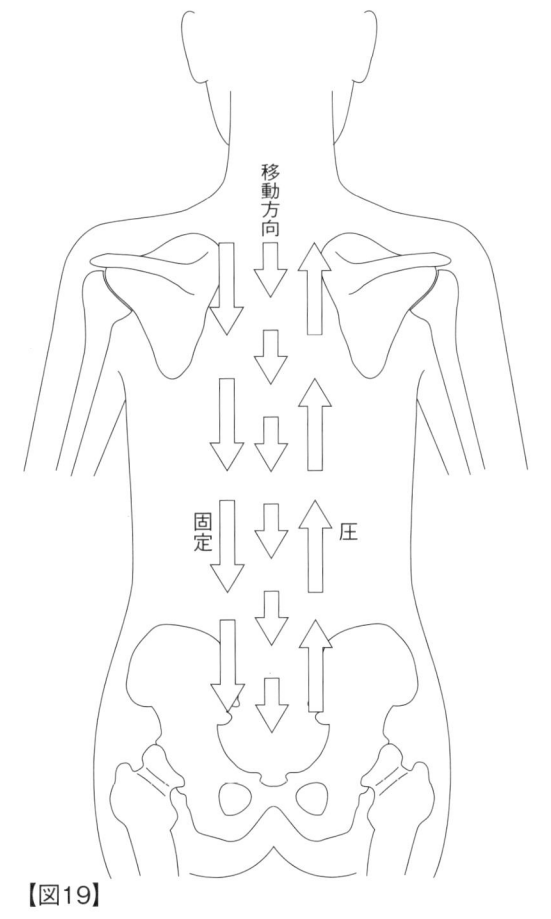

【図20】　　　　　　　　　　　　【図19】

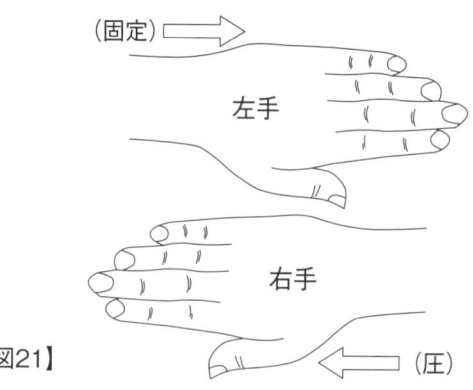
【図21】

（8） 胸椎・腰椎手のひら押し上げ整圧法

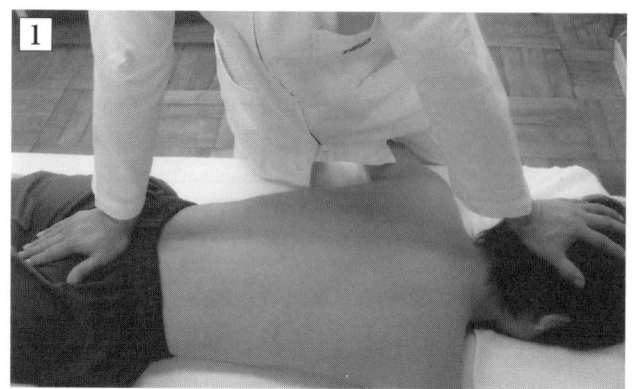

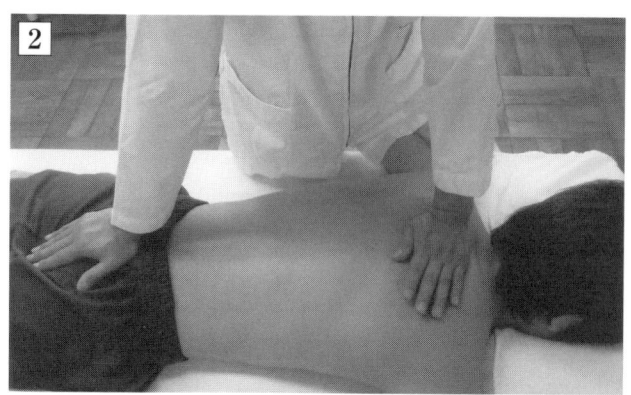

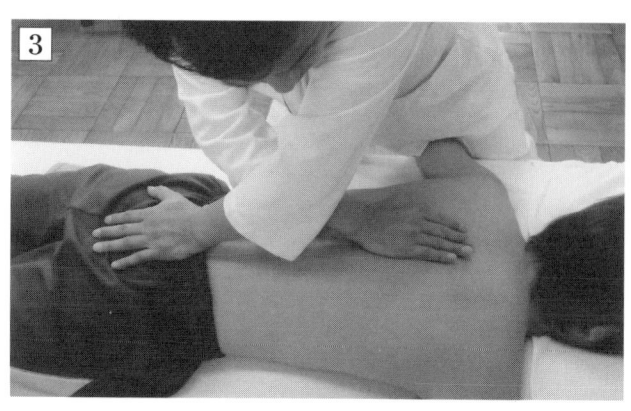

　左側に立ち、右手のひらを仙骨上部に指先を下方に向けて押し下げて固定し、受け手のアゴを引かせてから左手のひらは指先を上方に向けて後頭部髪の生え際の啞門穴に置き押し上げる。【写真1、図23】

　右手のひらの固定圧を抜かないように注意して、受け手のアゴを元に戻し、左手小指球で胸椎第1から第7までの7点を伸ばすように押し上げる。【写真2、図24】

　第7胸椎まで左手小指球で押し上げたら、右手の固定圧を保ったまま左手を仙骨上部に置き換え、右手根部で第8胸椎から第5腰椎までの10点を伸ばすように押し上げる。【写真3、図25】

【図22】 胸椎・腰椎手のひら押し上げ整圧法

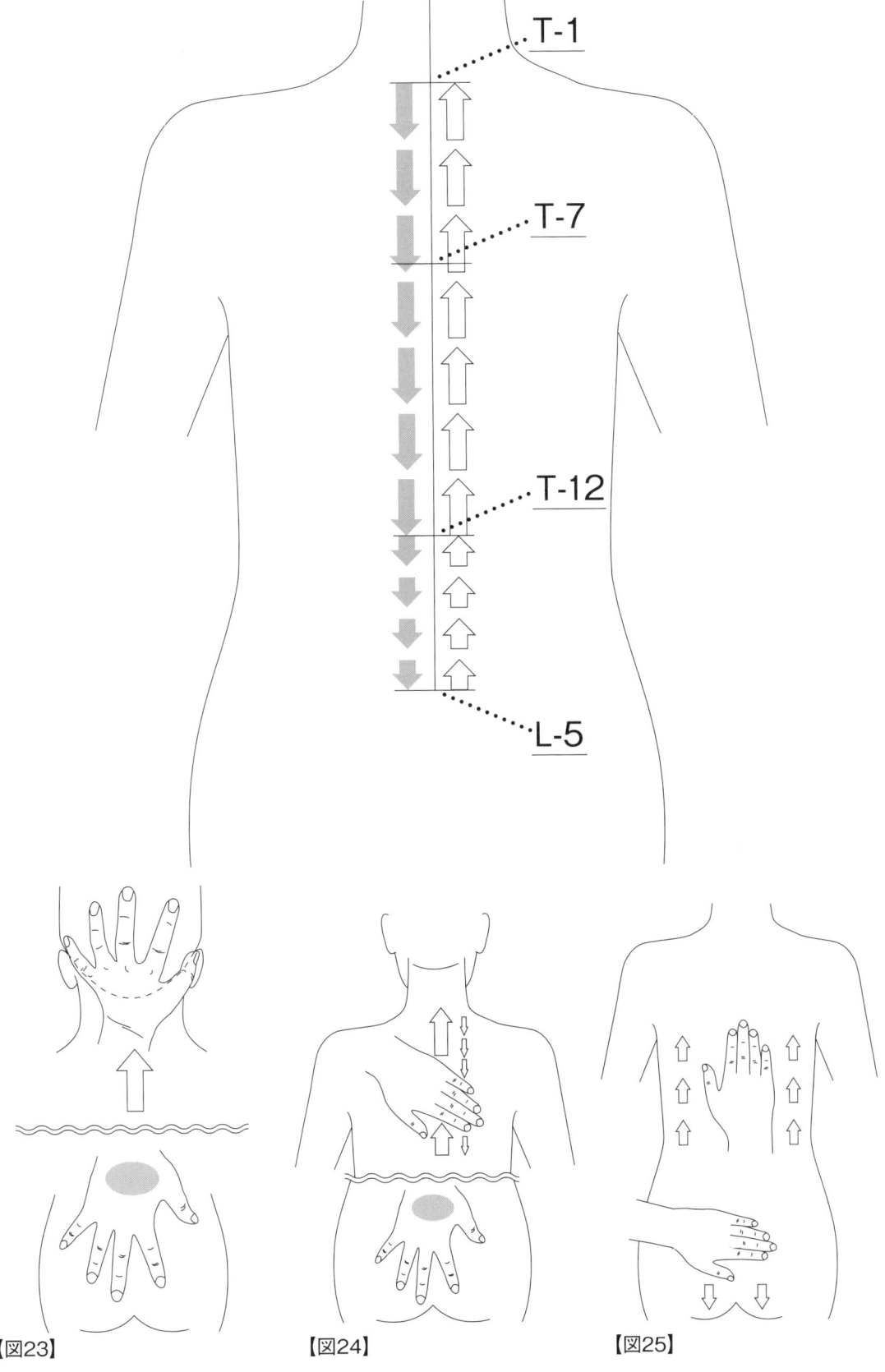

【図23】　　【図24】　　【図25】

（9） 腰部両手のひら重ね整圧法

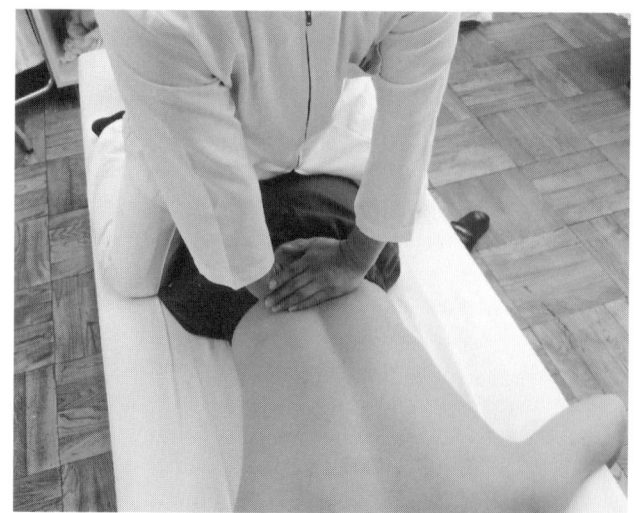

受け手の両下肢に膝をついた状態でまたがり、両手のひらを交互に重ね、第3、第4腰椎上に置き、約5秒間やや斜め下方へ加圧固定押圧をし、左右に10回揺すりながら徐々に圧を抜いていく。

（10） 腰部両側同時引き上げ整圧法

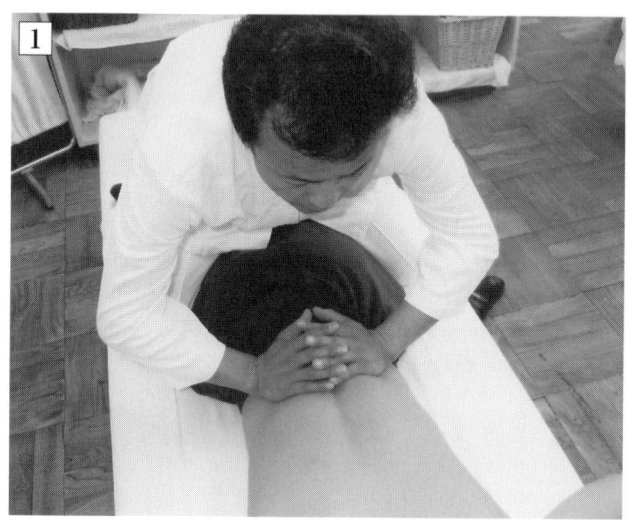

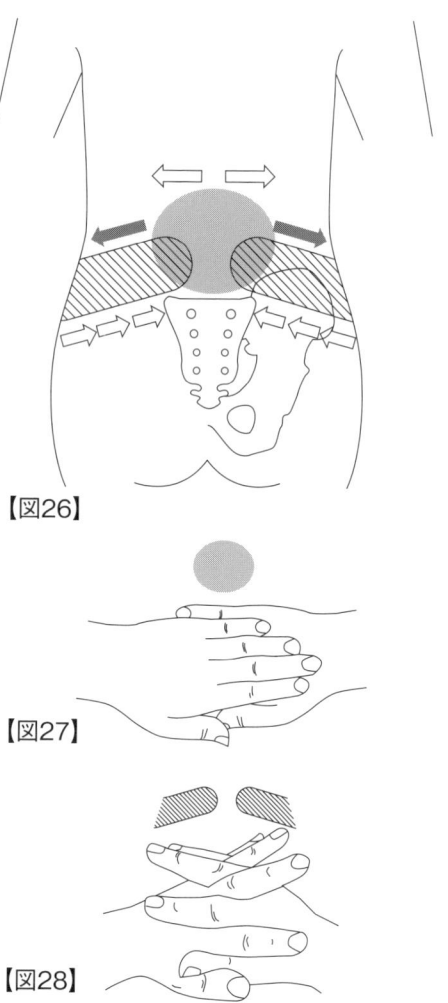

【図26】

【図27】

【図28】

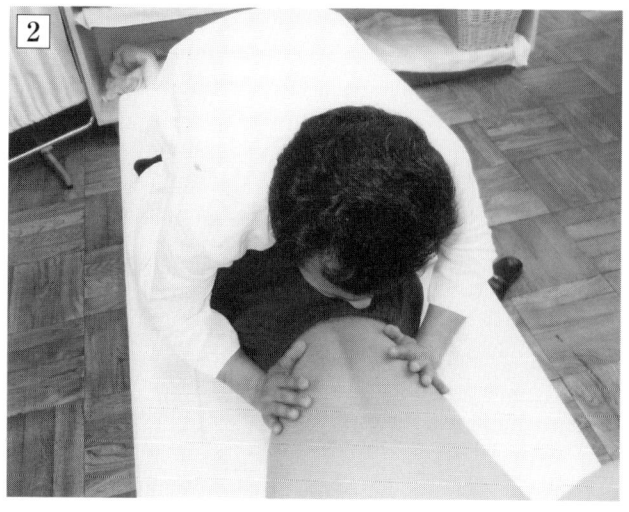

第3、第4腰椎側部を起点とし、前面に向かっての両腰の5点を、最初は左右の指先を軽く組み合わせ、内側に両手根球で同時に圧をかけ、手前に引き上げるようにして、その動作を徐々に前面へ両手を移動させながら進行引き上げ押圧を2回繰り返す。【写真1・2】

5　腰仙部の整圧手順

（1）腰部・仙部の経穴母指整圧法

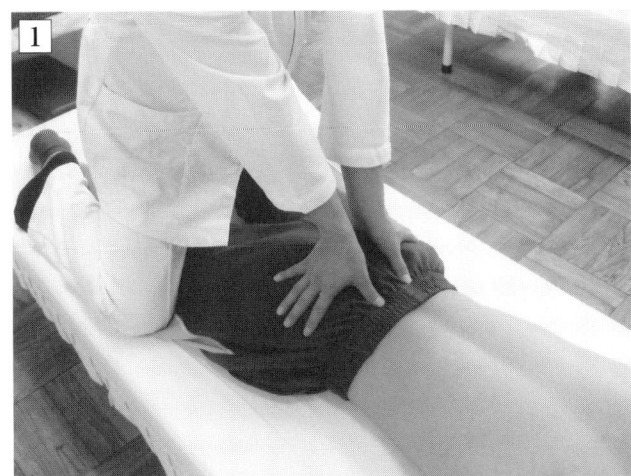

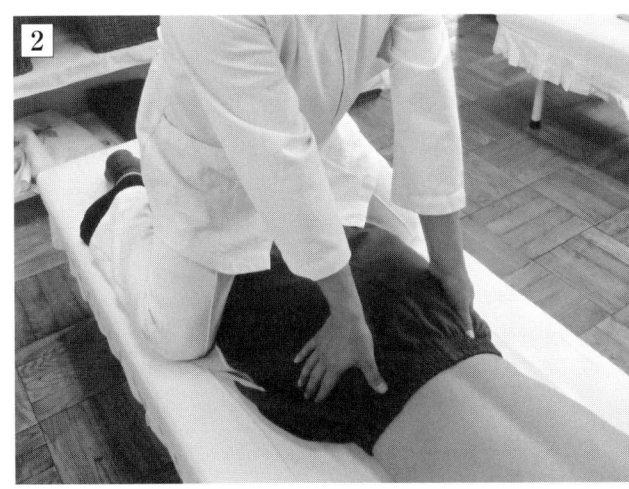

膝をついた状態、両母指で腰・仙部の経穴13点を、内側から外側へ、上から下へ、1点5回外回しに押圧する。
【写真1・2】

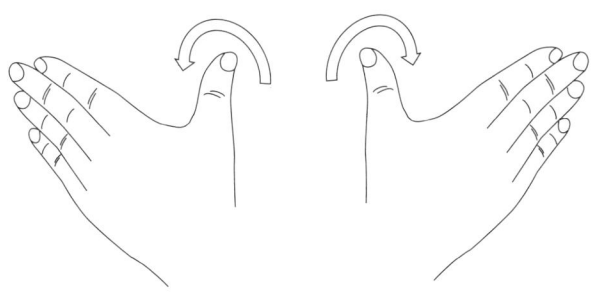

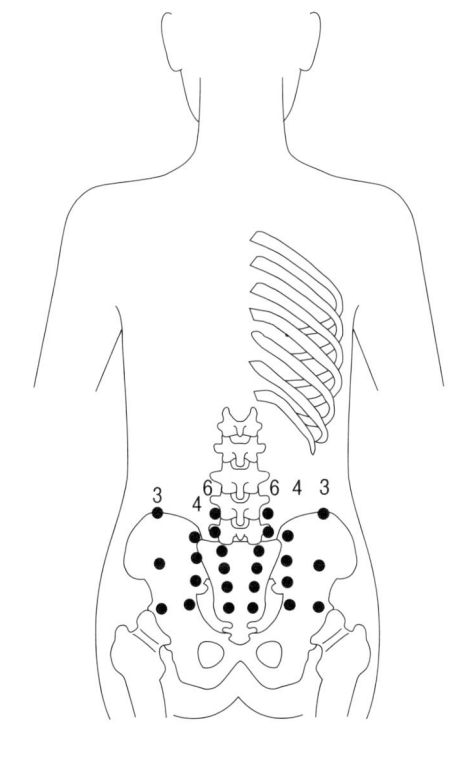

【図29】　　　　　　　　　　　　【図30】

（2） 腸骨部押し下げ整圧法

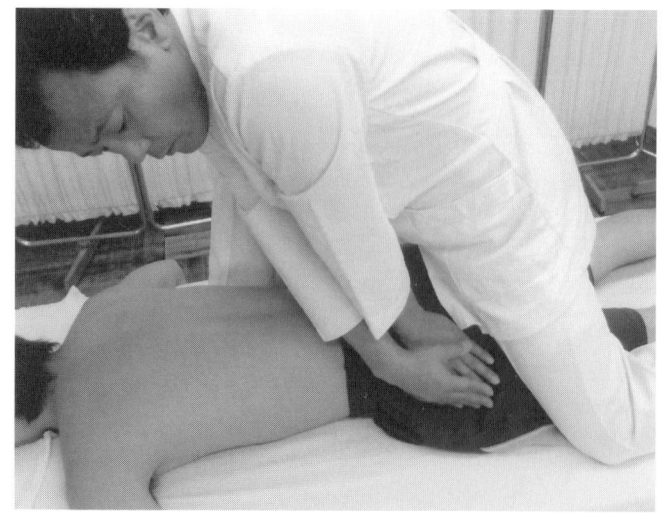

左膝をつき、右足は下肢を立て、受け手の左側腸骨、上部側面に置く体勢をつくり、左側腸骨下部に左手を指先を下方に向けて置き、同じ向きで右手を重ね、両腕を伸ばした状態から押し下げるように下から上へと進行押圧を2回行なう。

右側の施術は、左右の体勢と手のひらを逆にして、同じ要領で2回行なう。

（3） 腰部手根回し整圧法

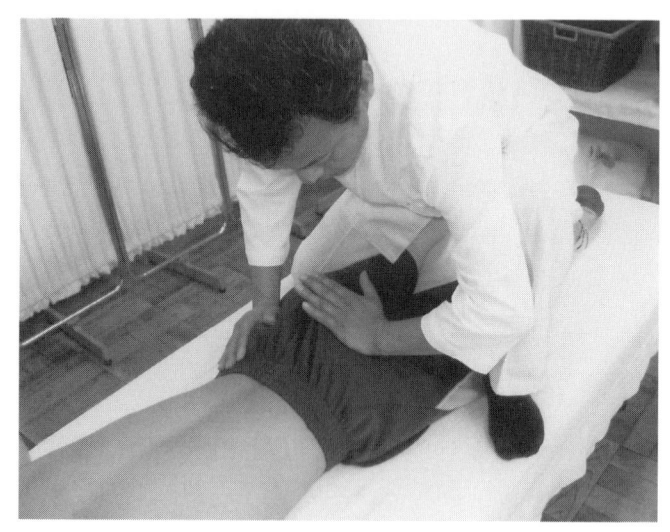

左足を立てた体勢で、左手根で左腰の腸骨上部から尾骨に向かって5点を1点5回外回し押圧する。右手は右側腸骨中央部に置き、内側に力を加える。

左側の施術は、左右を逆にした体勢や手の位置をつくり、同じ要領で行なう。

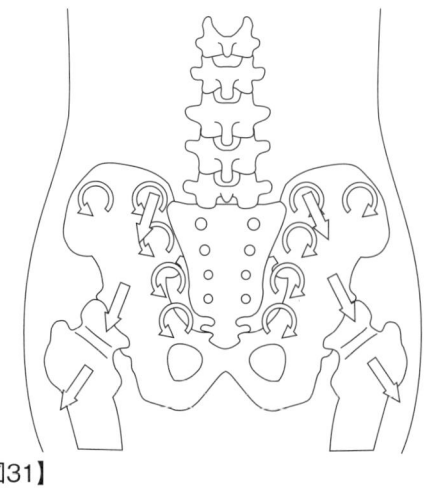
【図31】

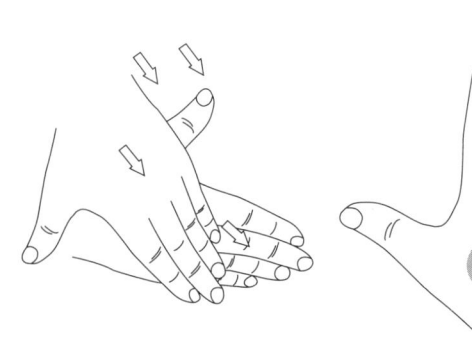
【図32】　　　【図33】

（４） 腰部手刀整圧法

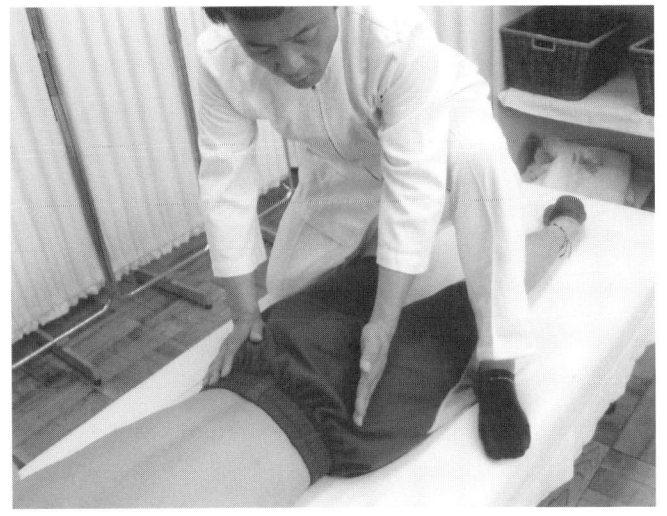

左腰腸骨上部の外側を左手根球で5回押し回し、そこを起点に股関節を腸骨下部の承扶に向かう5点を、手刀で切るように加圧し、承扶で5回押し回す。【図34】

右膝を立てた体勢で、右腰腸骨上部の外端から下部までの間を、右手根球で同じ要領で手刀押圧する。

（５） 腰部手根球回し整圧法

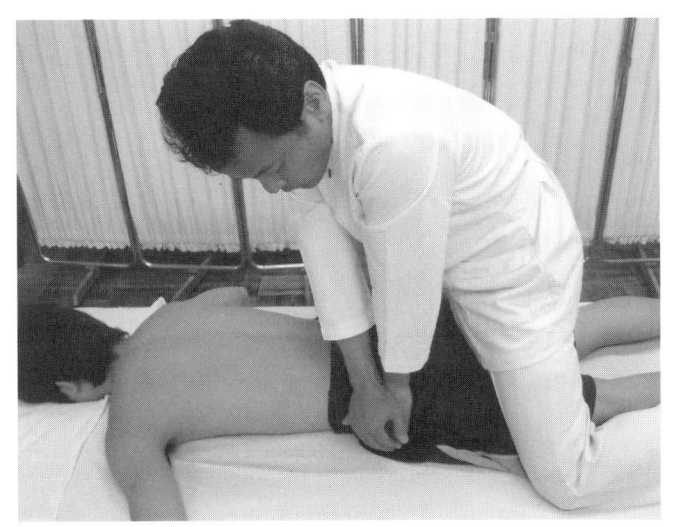

右下肢を立てた体勢で、左手のひらの指先を前面に向け、左側腸骨上部に置き、同じ向きで右手のひらを重ねる。両肘を伸ばして手根球で腸骨の際の3点を1点5回押し回し最後に強調する。【図35】

右側の施術は、左右逆の体勢や手の位置をつくり、同じ要領で行なう。

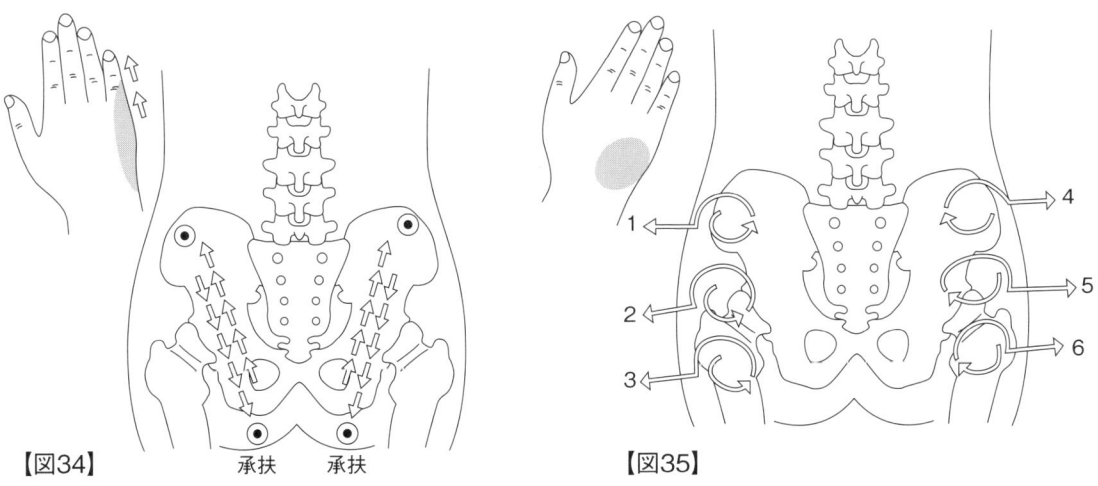

【図34】　承扶　承扶　　【図35】

6　下肢部の整圧手順

（1）両下肢後面整圧法

受け手の左側に立ち、左手は仙骨上部に置き、右手の手根球、5指、3指で腸骨下部から踵骨上部までの間を進行押圧する。AからBまでは手根球または手刀で、CからDまでは5指で、EからFまでは3指で、それぞれ5回ずつ回し押圧する。

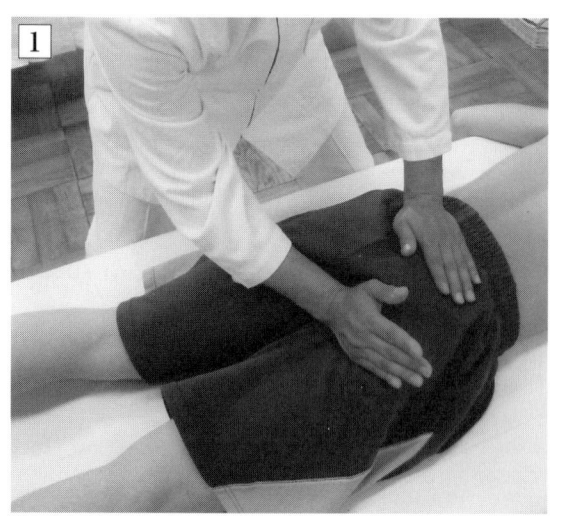
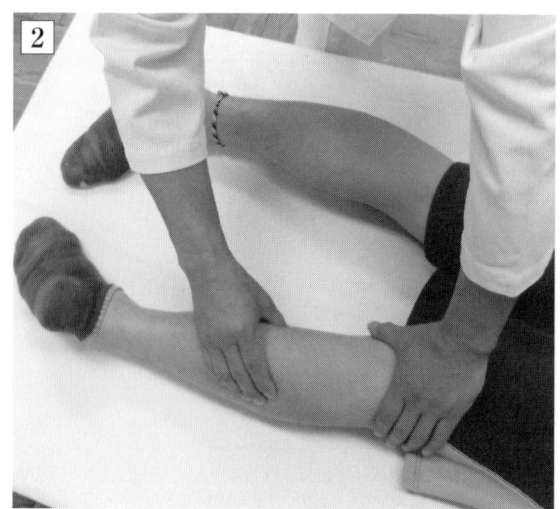

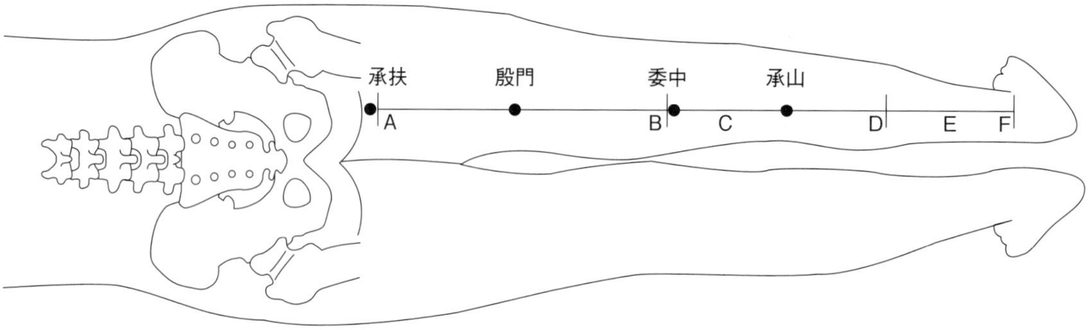

【図36】

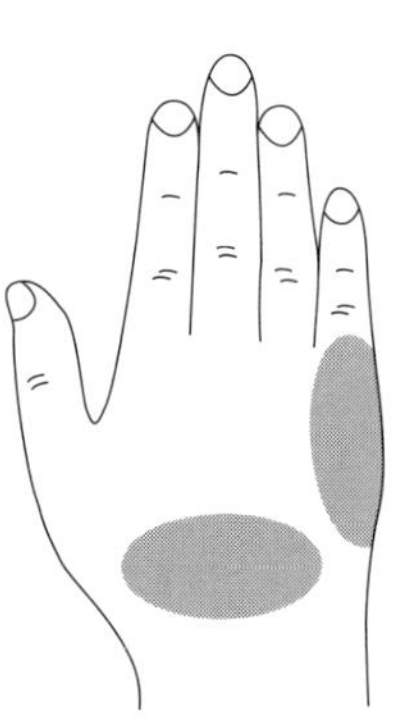

【図37】　A-B

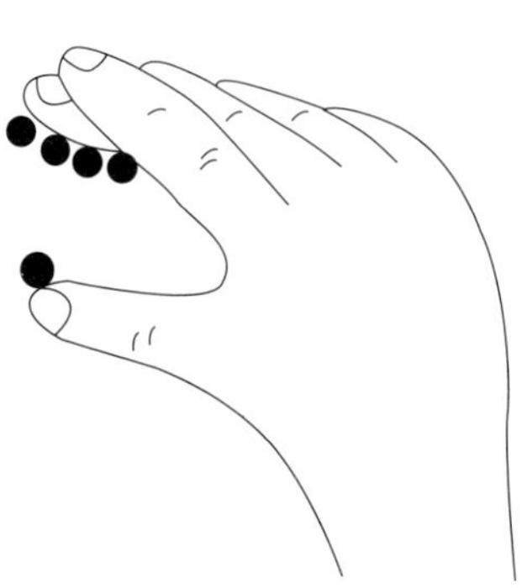

【図38】　C-D

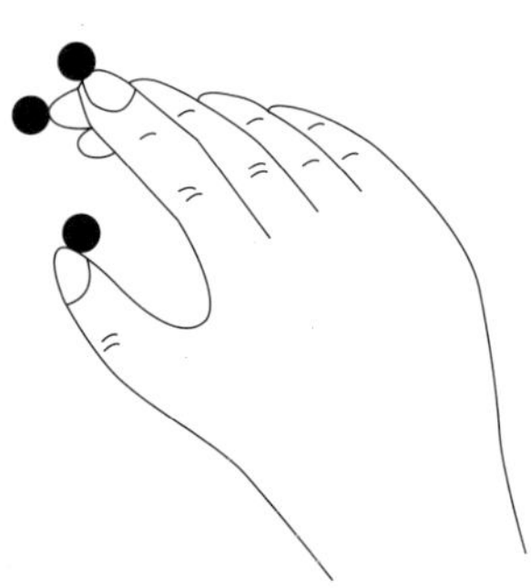

【図39】　E-F

（2） 足裏両側面同時整圧法

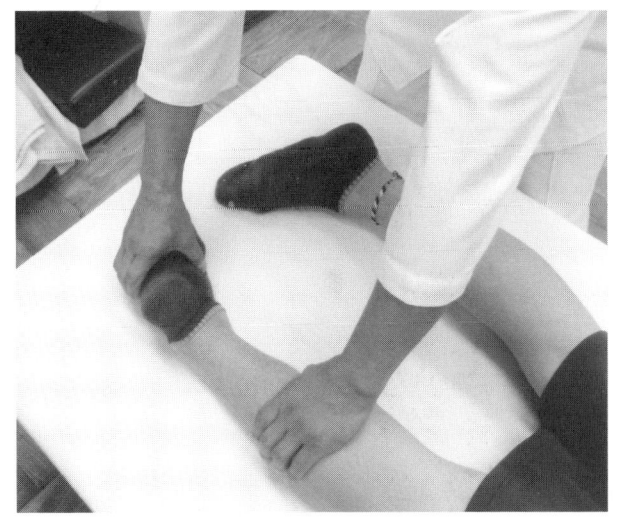

足の両側を母指と他4指で内側の太谿、外側の崑崙から、前方の経穴、大都、足通谷まで同時進行押圧を2回繰り返す。

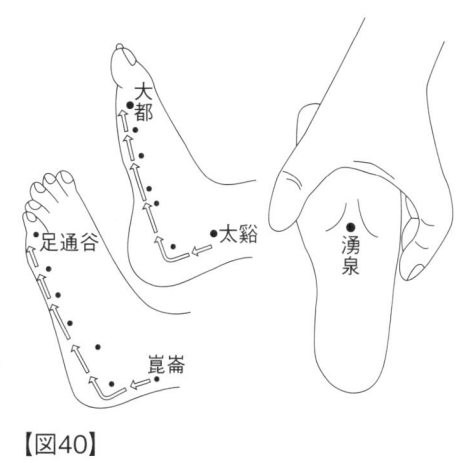

【図40】

（3） 足裏拳整圧法

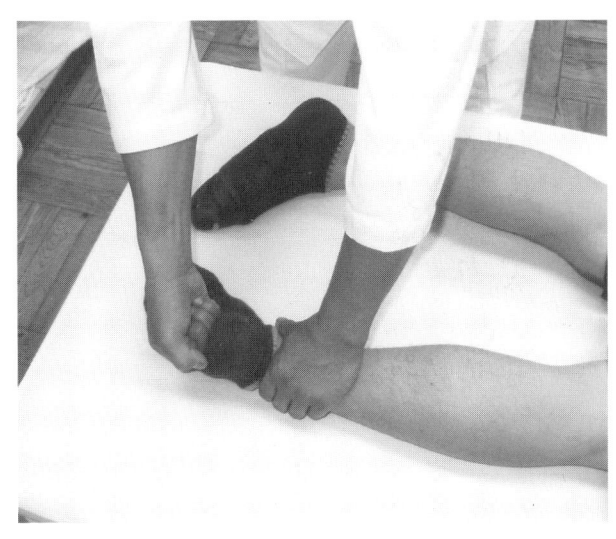

左手で足首を支え、右拳で踵から足先に向かって進行押圧を2回繰り返す。

＊（1）から（3）まで終わったら、次に左下肢を（1）から（3）の同じ手順・要領で行なう。

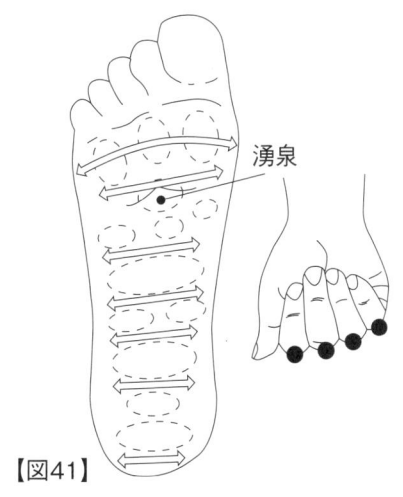

【図41】

（4） 両下肢後面経穴同時整圧法

　受け手の下方に立ち、両母指で同時に両下肢後面、膀胱経線上に位置する経穴4点を1点5回ずつ外回しに押圧する。2回繰り返す。【図42】

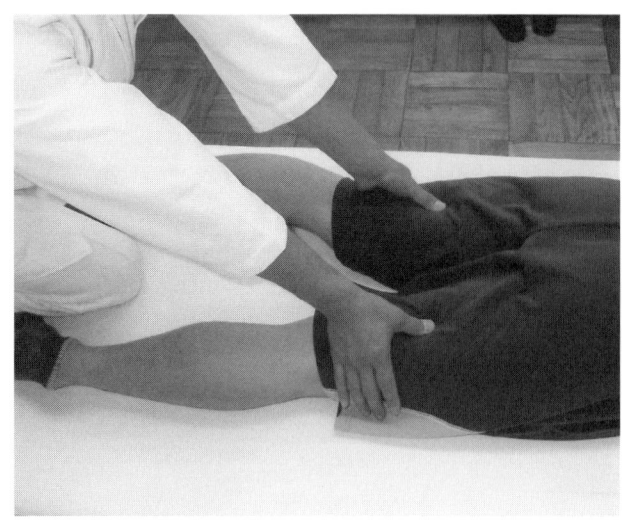
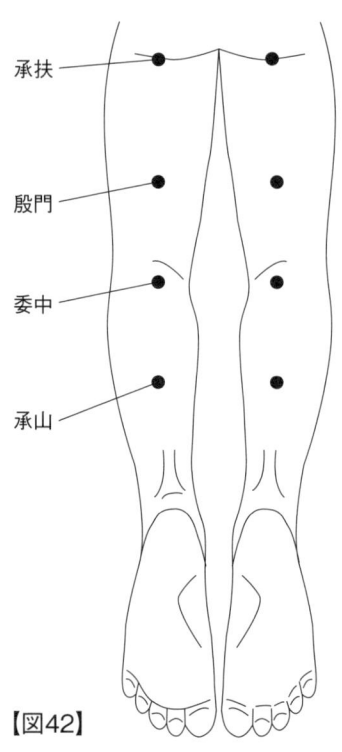

【図42】

（5） 両足裏同時足踏み整圧法

　受け手の足の裏に後ろ向きで乗り、足先を閉じて踵に体重をかけ指側から踵側へと左右10回ずつ踏む。【写真1】前向きになり足先を開いて爪先に力を入れ、指側から踵側へと左右10回ずつ踏む。【写真2】【図43】

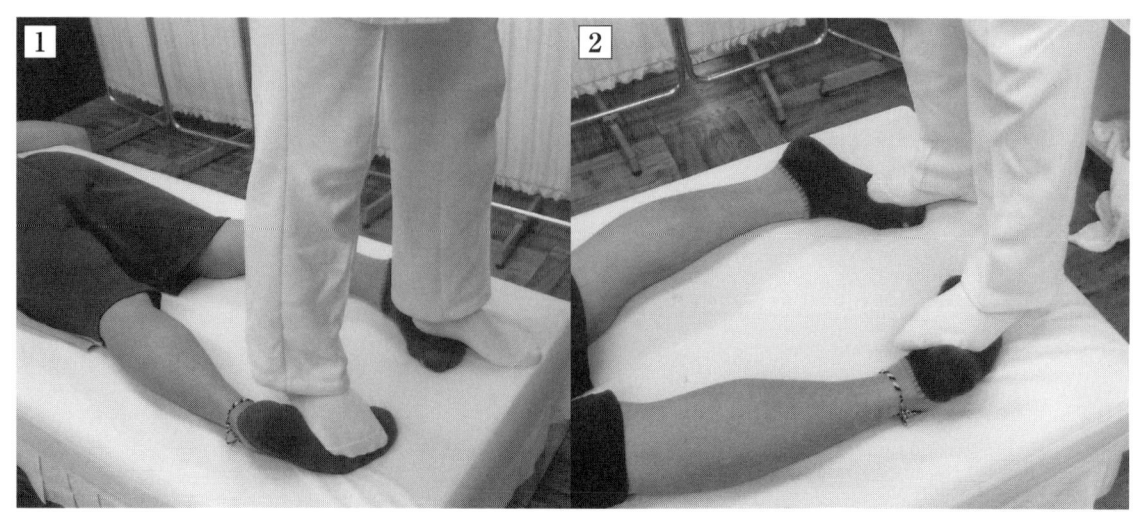

踵踏み

爪先踏み

【図43】

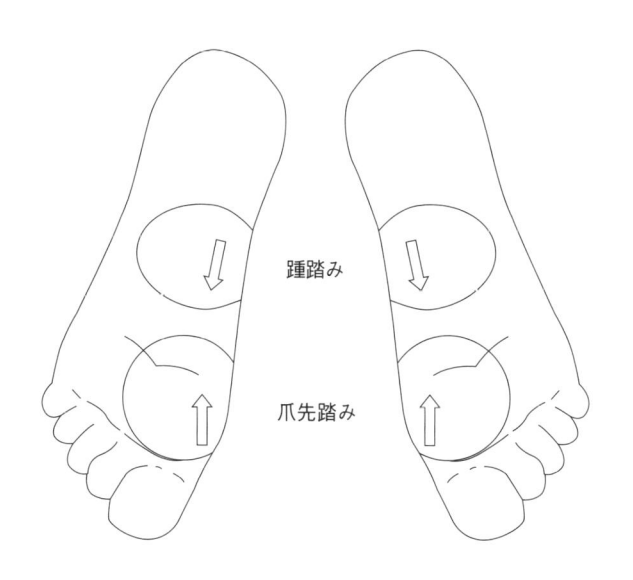

　前向きで受け手の右足裏を右足の踵で固定し、左足裏で受け手の左足首上部に足先を置き、軽く5回踏む。反対側の足も同様に行なう。【写真3】

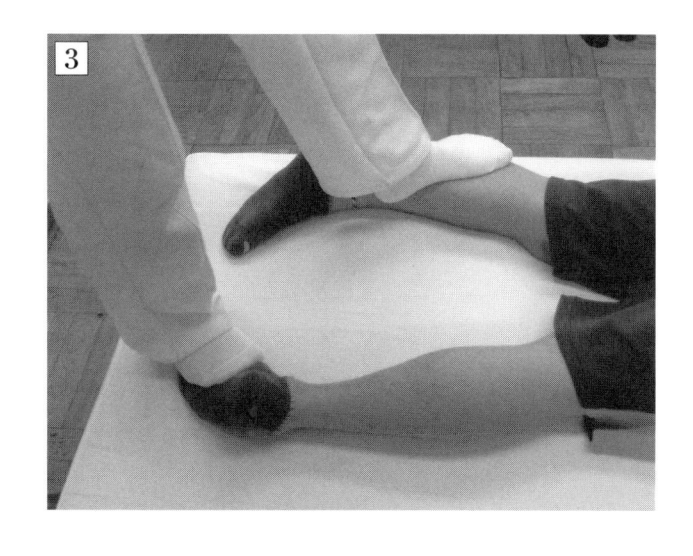

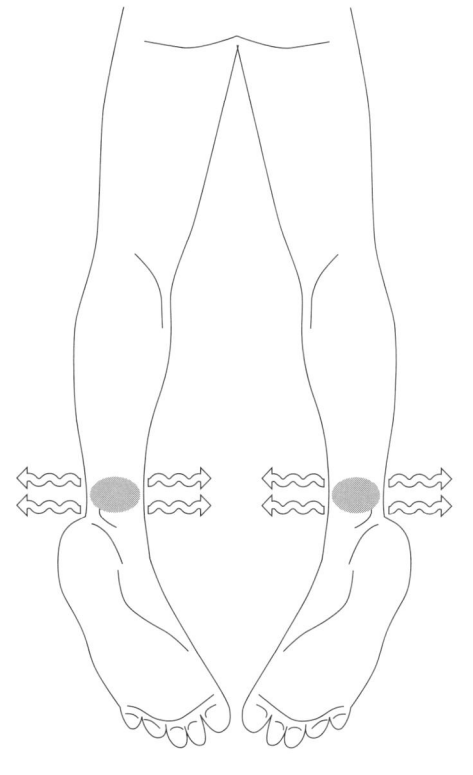

【図44】

（6） 腸骨両手重ね下肢屈曲捻り整圧法

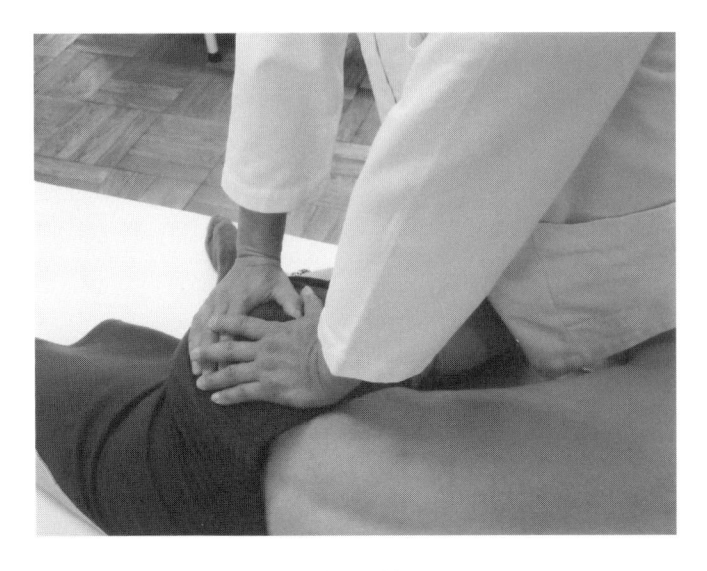

受け手の左側に立つ。受け手の左下肢を胸まで引きつけるように曲げる。

足を開いて立ち、受け手の左下腿を右足で押さえる。仙腸関節の際に右手指先を上に向けて置き、その上に反対向きで左手を重ねる。

真上から体重をかけ、両手で捻るように外回しに5回押圧する。3回繰り返す。【図45】

（7） 下肢外側手根球整圧法

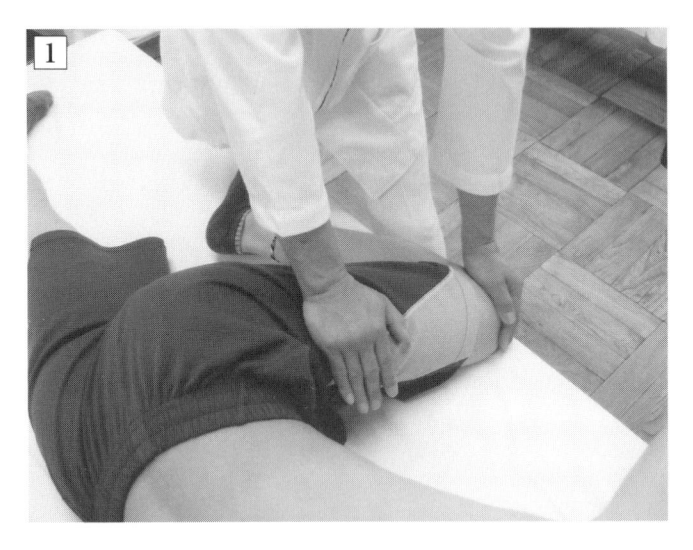

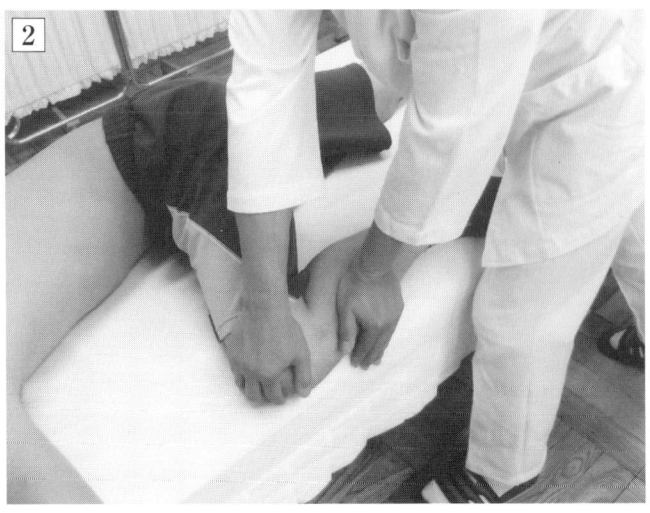

左下肢の屈曲を少し緩め、右手根球で大腿部外側付け根部から膝上部までの5点を5回押し回す。【写真1、図45】

膝下からくるぶし上部までの5点を、右手で膝を支えながら、左手根球で5回押し回す。【写真2、図45】

＊（6）から（7）が終わったら、反対側に移動し、同じ要領で反対下肢を施術する。

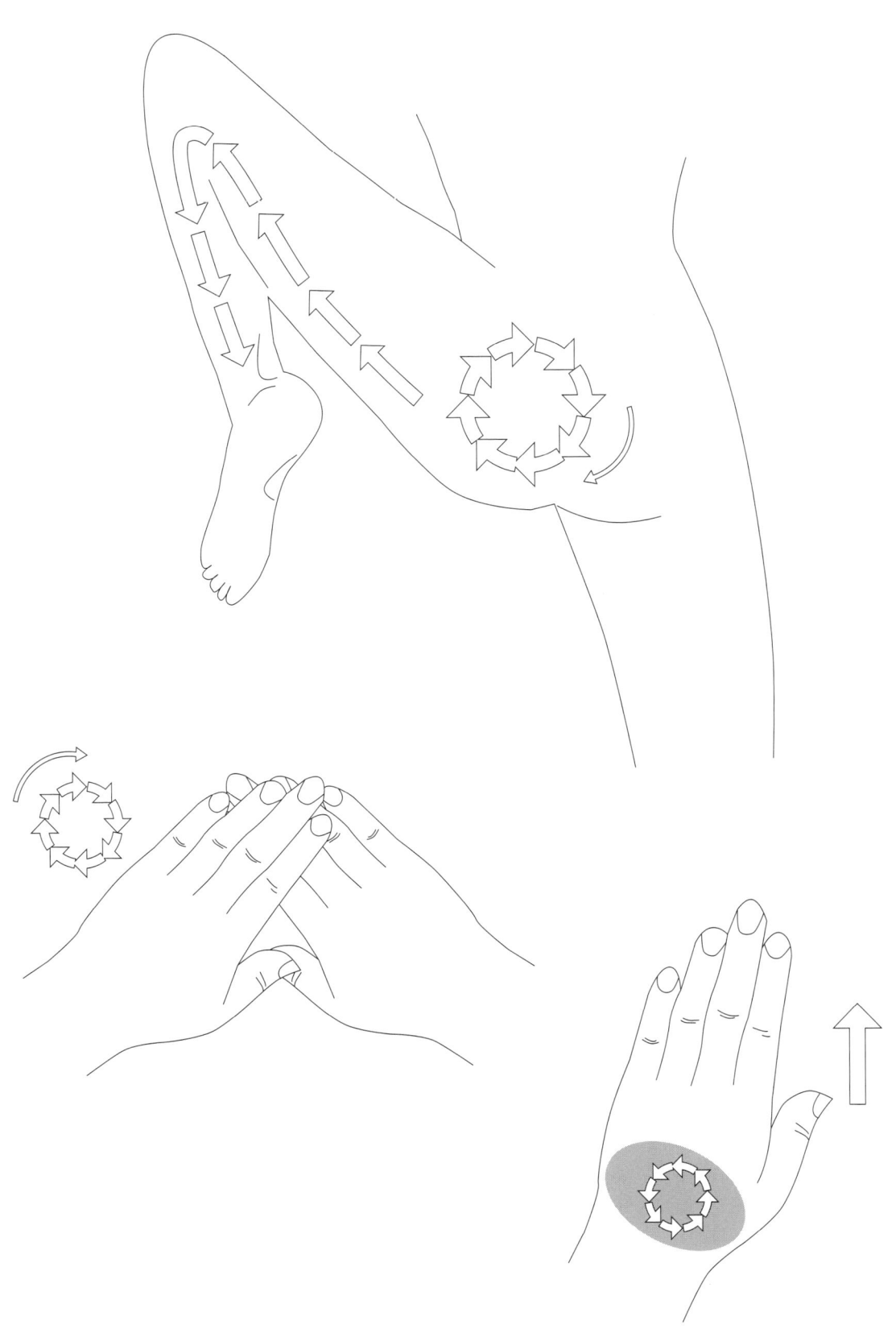

【図45】下肢外側手根球整圧法

（8） 足首回転調整法

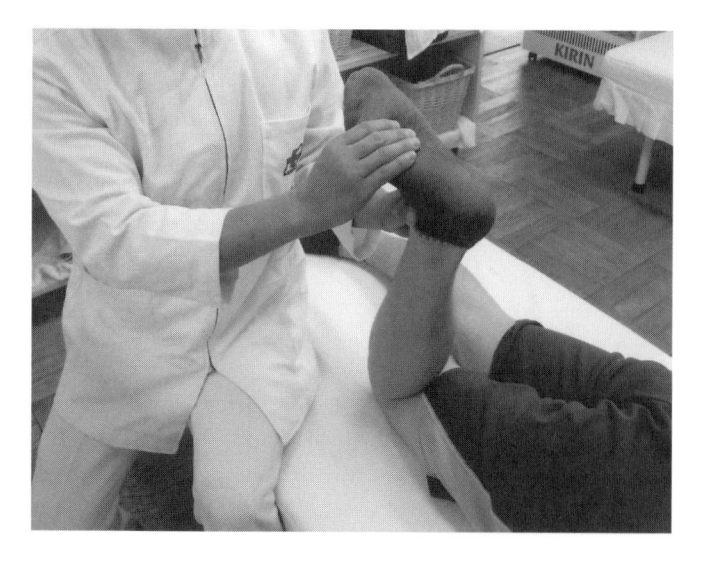

受け手の足を元に戻し、右足を曲げ垂直に立てて治療台の上に座り、左手で足首を固定し、右手母指で足の甲を、他4指で足裏を持ち、内回し5回、外回し5回の回転調整を行なう。【図46】

【図46】

（9） 足首上下振動調整法

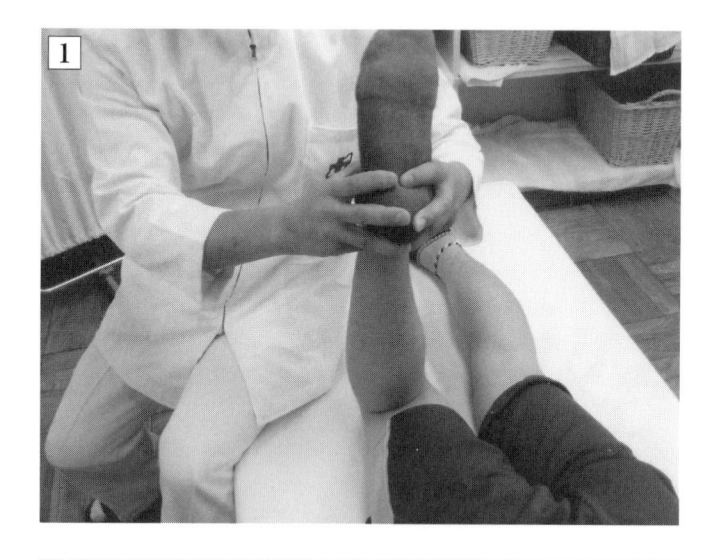

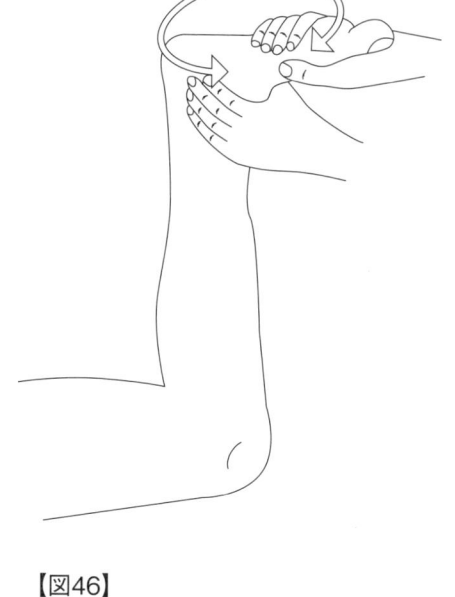

（8）の後、両手5指で、両母指は足首前面、人差し指と中指は足裏に、薬指、小指は踵骨の上に置き、踵と足首を包むように持ち、足首を上下に10回動かす。【写真1】

そのままの体勢から、両手5指で足首を固定し、両手5指を上に立てるようにし、軽く持ち上げ下に落とす。2回繰り返す。【写真2】

（10） 足首と膝関節の回転調整法

（9）の体勢で、左手で足の裏から包むように持ち、右手は膝裏関節部に当て、受け手の下腿が体の中心になるようにして左向きに立つ。

右手は膝裏を固定し、左手で垂直に圧を加えながら、内回し、外回しとも5回ずつ行なう。【図47】

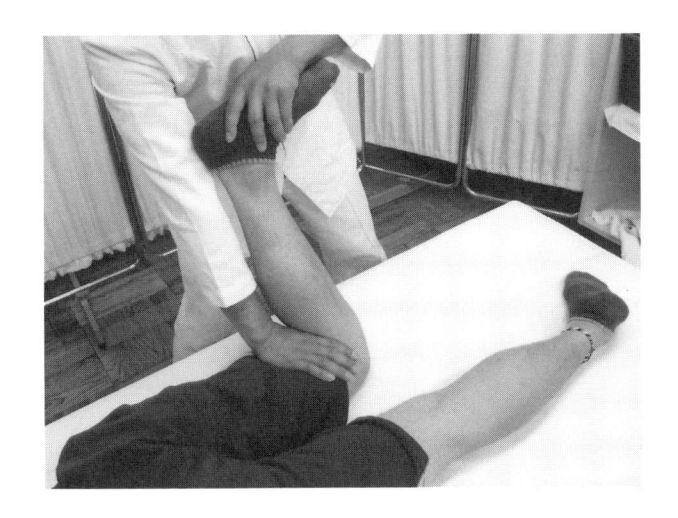

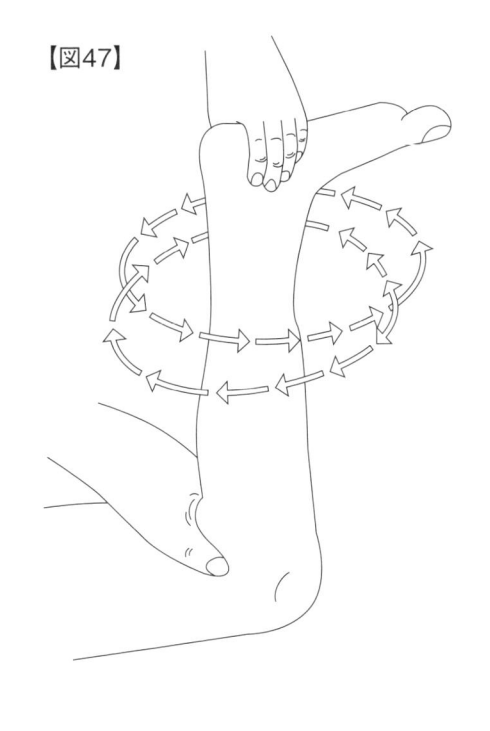

【図47】

（11） 膝関節完全屈曲整圧法

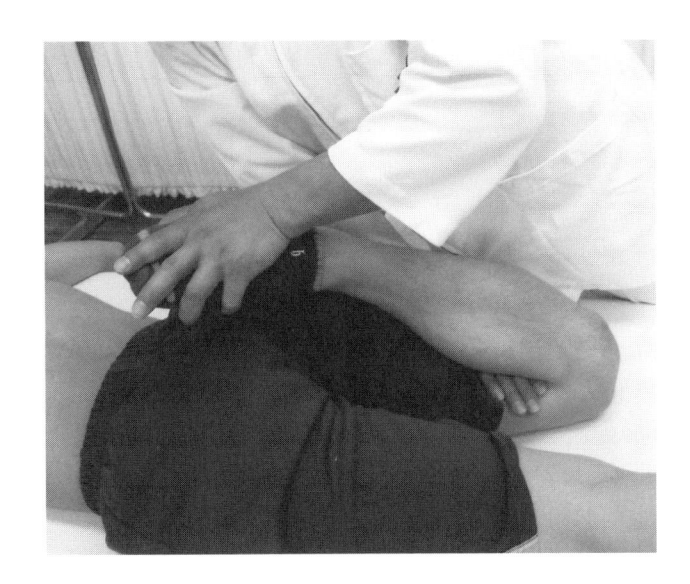

右手は膝裏を固定し、左手は甲側を軽く持ち、下腿部を臀部中央へと完全に屈曲させて限界で強調する。【図48】

＊（8）から（11）の施術が終わったら、反対側に移り、左右の手を逆にして同じ要領で行なう。

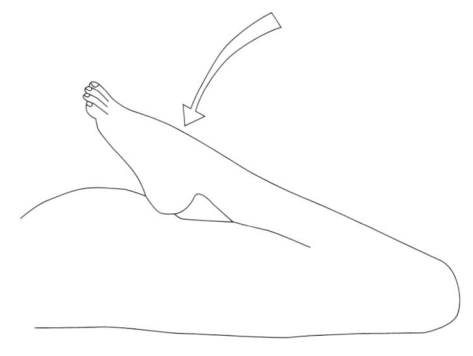

【図48】は左側

（12） 両膝同時屈曲足交差組み合わせ整圧法

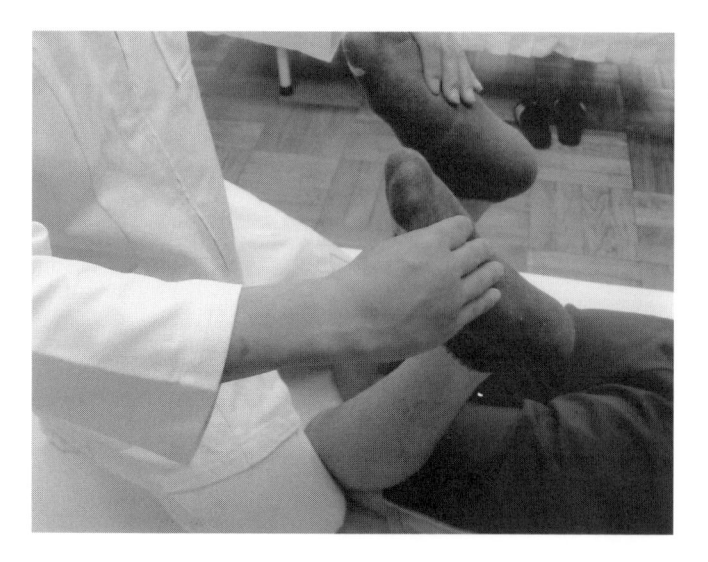

下方に立ち、受け手の両膝を屈曲させ、足先を交差させて臀部まで押し付ける。この時、受け手の膝が開かないように、外側から両膝で挟み込むように固定する。【図49・50】

足を組み替えて行なう。

（13） 下腿開脚完全屈曲足首整圧法

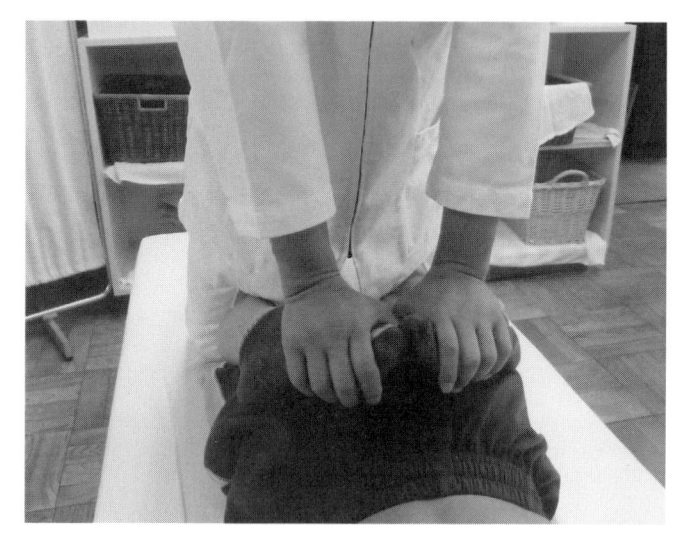

両膝を屈曲させた状態から両足先を外側に開き、大腿部の側面から臀部に足首を回転させながら圧を加えていき、限界で強調する。【図51】

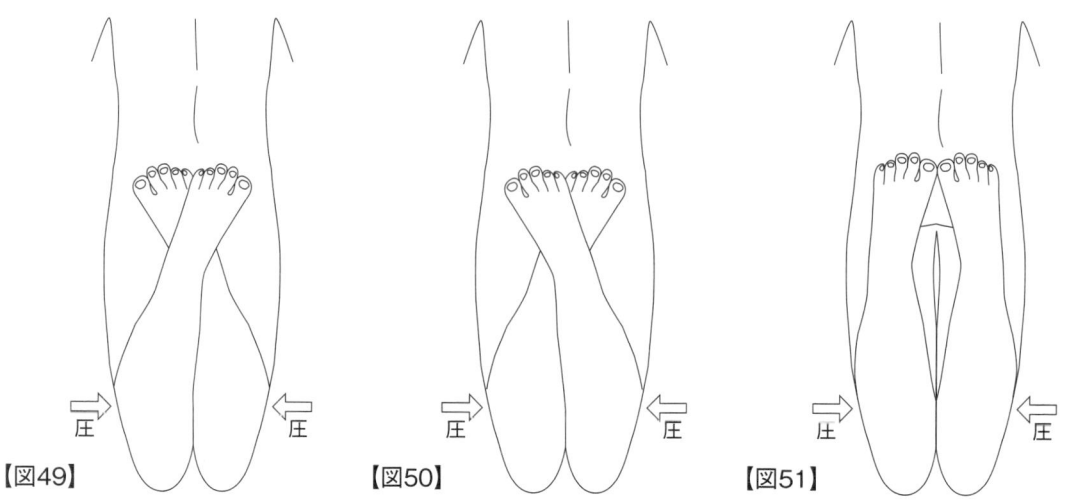

【図49】　【図50】　【図51】

第2章

生体前面の調整手順

1　足指間・足首整圧調整手順

（1）　中足骨間の整圧法

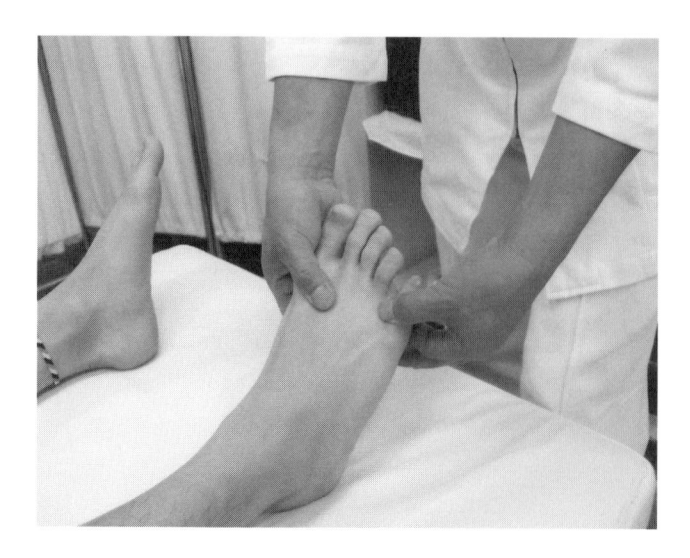

　受け手を仰向けにし、足裏側に立ち、右手で受け手の右足の土踏まずを軽く持って固定し、左手の母指、人差し指、中指を使い、小指と薬指の付け根の骨間から足首に向かって順次、挟むように進行押圧する。途中、手を左右逆にしてもよい。【図52】

【図52】

（2）　足指間の整圧法

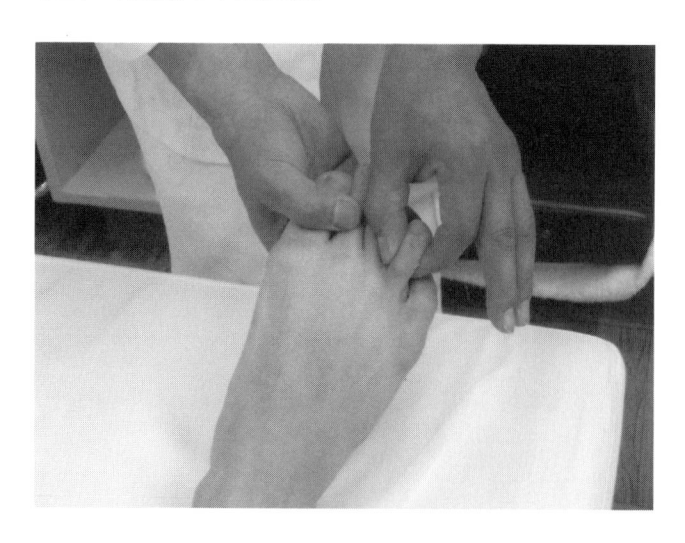

　右足の小指を起点に、指の両側、上下を、付け根から指先のほうへ引き伸ばすように整圧する。途中、手を左右逆にしてもよい。【図53】

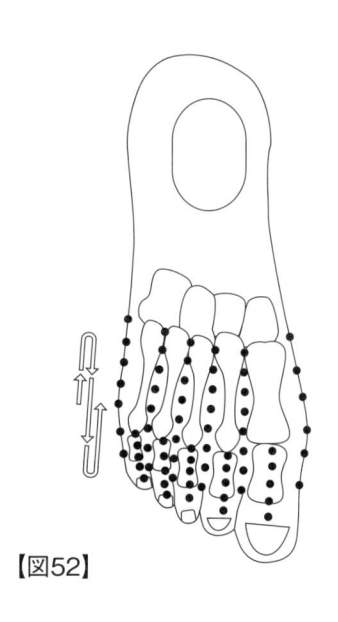

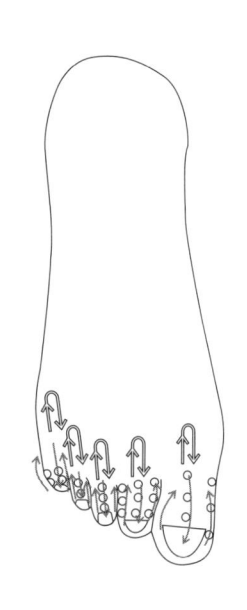

【図53】

＊この施術は（1）（2）を連続して行なう。

(3) 足指関節調整法

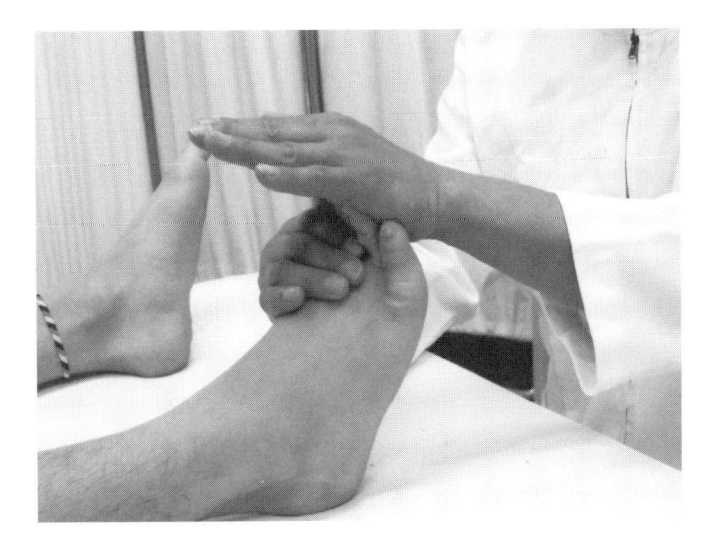

　母指を足裏側に、他4指を甲側にして、それぞれ足指付け根を挟むように持ち、左手で指先を包み込むようにして前後に繰り返し5回折り曲げる。

　その後、内回し5回、外回し5回をする。

【図55】は左足の施術

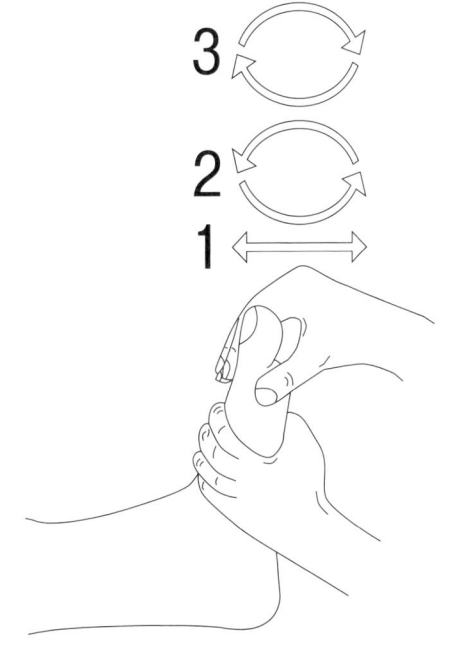

(4) 上下足整圧と足首の回転調整法

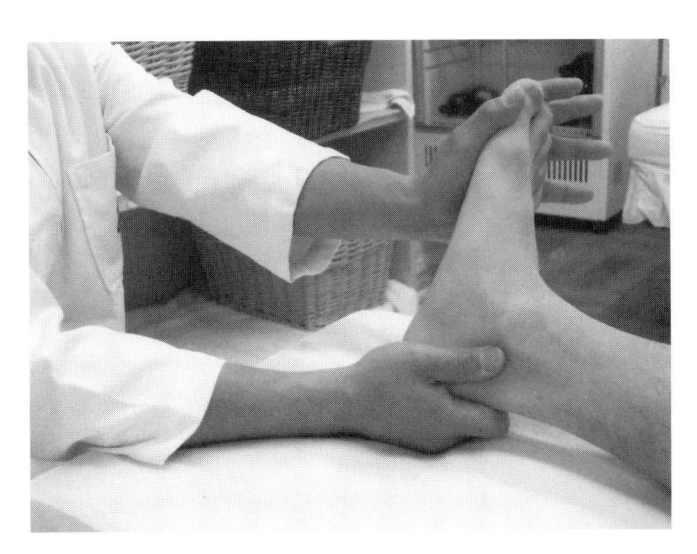

　足裏部に座位し、右手で踵骨上部を母指を内側、他4指を外側にして包み込むように持ち、左手根部を湧泉に置くように押し当て、上方に押圧しながら回転させ、内回し、外回しとも5回行なう。【図56】

【図56】は左足の施術

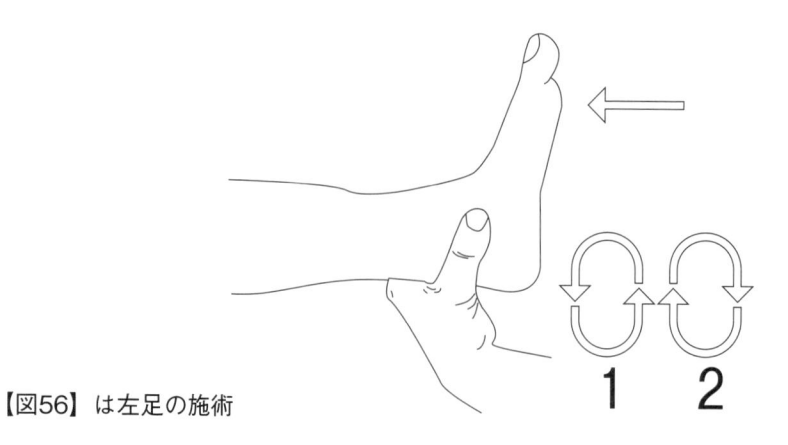

(5) 足首の引き寄せ調整法

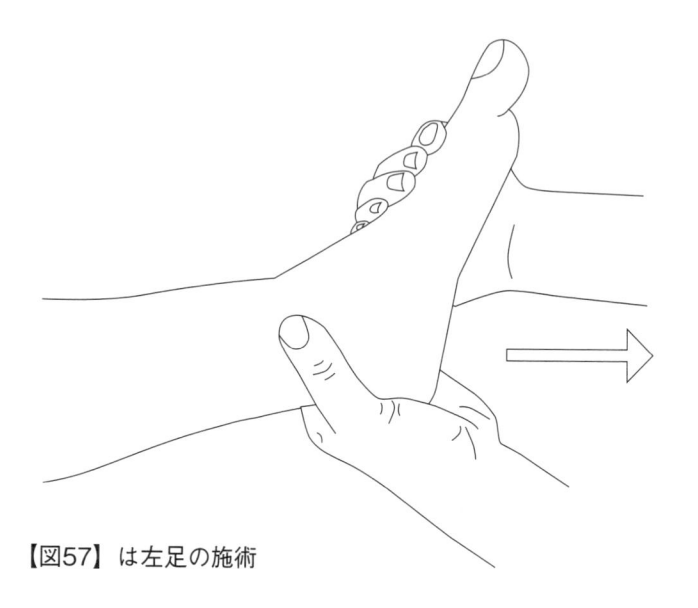

左手で固定したまま、右手で左足の甲を持ち、両手を同時にしぼり込むようにして手前に引き寄せ、限界で強調する。3回繰り返す。

＊(1)から(5)が終わったら、左足を同じ要領で行なう。

【図57】は左足の施術

(6) 両足指同時引き上げ調整法

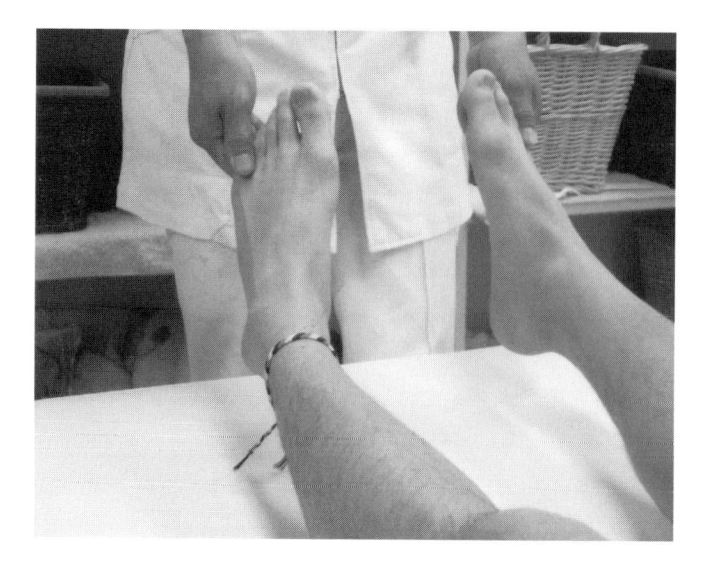

両手の母指と人差し指で、足の小指を持ち、手前に引き上げ、踵を台に落とすように戻す。それを2回繰り返し、順次母指まで行なう。

2 下腿前面の整圧手順

(1) 腓骨・脛骨・膝両側同時進行整圧法

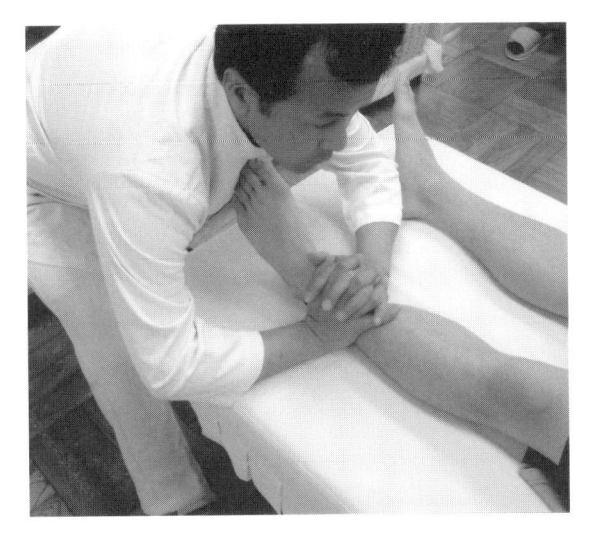

右寄りに立ち、右足を台の右側に一歩踏み込み、両手の指を組み合わせ、左下腿、両くるぶしの上に包み込むように置く。膝下までの7点に、1点を両側同時に内側に加圧しながら5回水平に揺らし押圧を行ない、膝頭のところでは10回揺らし押圧し、膝上でまた5回揺らし押圧、同じ要領で両くるぶし上まで往復する。【図58】

左寄りに立ち、左足を踏み込み、右下腿を同じ要領で行なう。

(2) 腓骨・脛骨・膝部の主要経穴整圧法

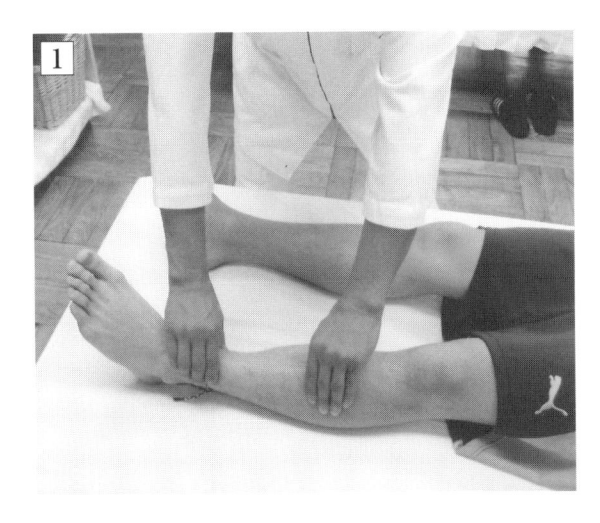

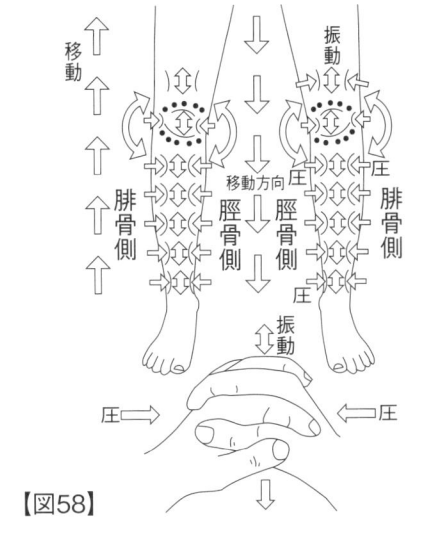

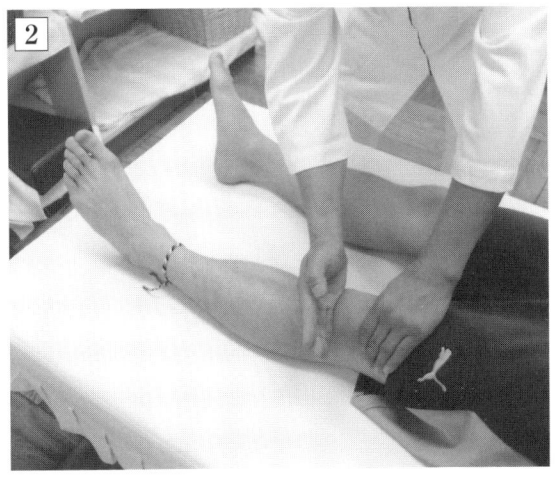

【図58】

受け手の右側の下腿前に立ち、左手で左膝を持ち、右手指を使ってくるぶし上部から膝上部までの両側経絡線上の経穴10点を、1点5回挟みながら押し回す。膝の上部は、下部を右手で押し上げ、左手刀で切るように押圧し、膝蓋骨下部も同様に右手刀で押圧する。腓骨・脛骨の両側をくるぶし上部まで往復する。【写真1・2、図59】

右側も同様に行なう。

3　下肢内側の整圧手順

（1）　内側経絡線上の手刀・手根球整圧法

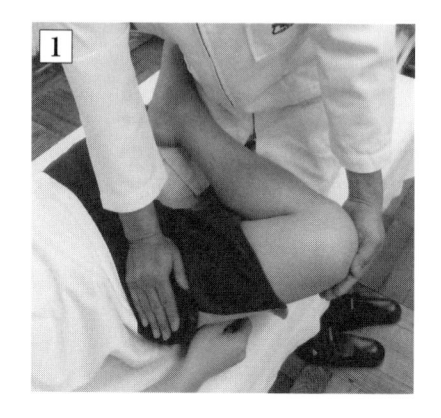

股部に両膝をついて、右膝を屈曲させ、下肢を外側に倒し、股関節に密着させる。施術者はその足首を膝頭で固定する。
【写真1】
股関節を右手刀で外側から内側に5点を進行押圧する。

膝内側上部から脾経線上の5点を右手根球で1点5回押し回していく。

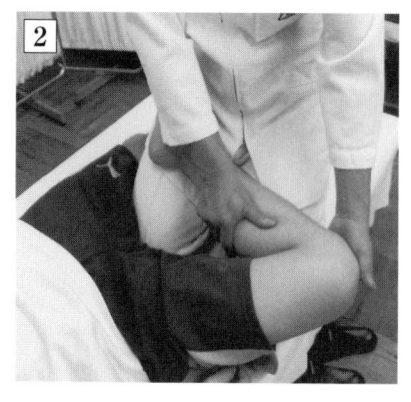

膝内側中央部から肝経線上の5点も同じ要領で行なう。

膝内側下部から腎経線上も同じ要領で行なう。

膝をやや緩め、左手で右膝を持ち上げ、右母指で足首内側から膝下内側に向かっての間の5点を、1点5回押し回し進行する。【写真2】

（2）　股関節整圧調整法

もう一度膝を屈曲させ、足首を臀部につけるようにして、左手で膝をゆっくりと後面へ押し下げ、限界で強調する。
＊右手は左腸骨上部で固定

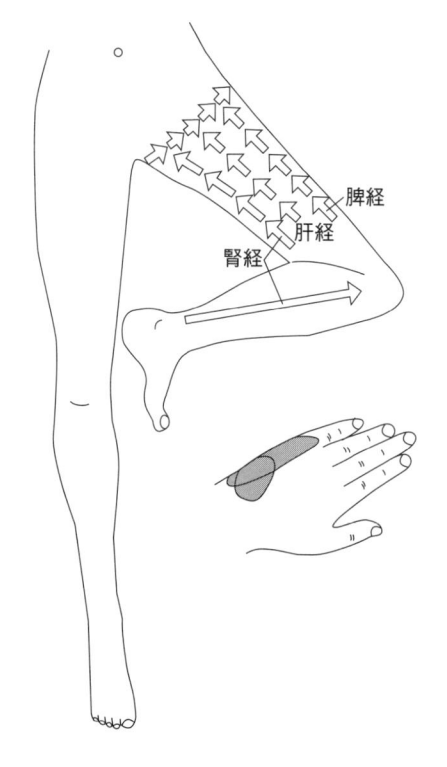

【図59】

4　下肢外側の整圧手順

(1) 胃経の手根球整圧法

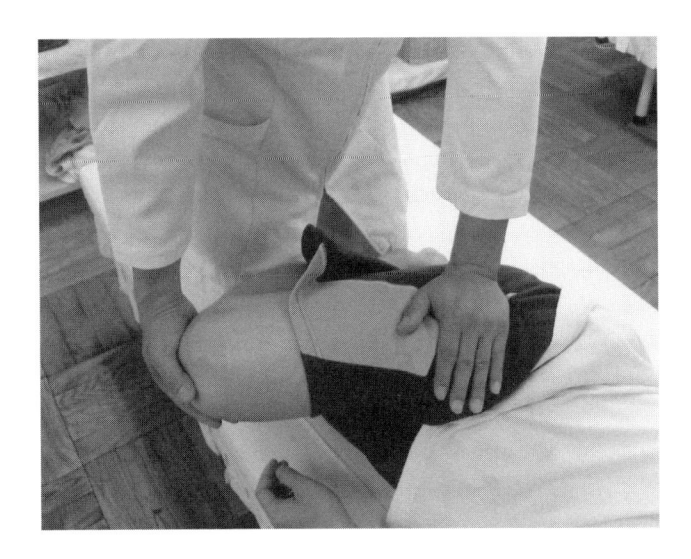

　左手で屈曲させた右膝を左へ倒し、立て膝は受け手の左大腿部をまたぎ、大腿前面部で受け手の足首を固定し、右手は膝の外側を押さえ、左手根球で大腿部外側上部から膝外側上部の胃経線上を5点5回押し回す。その後、左手で膝を固定し、右手で膝から足首にかけての胃経線上を5点5回押し回す。

(2) 胆経の手根球整圧法

(1)が終わったら、左手根球で大腿部中央部から膝中央上部の間の胆経線上5点を1点5回押し回す。

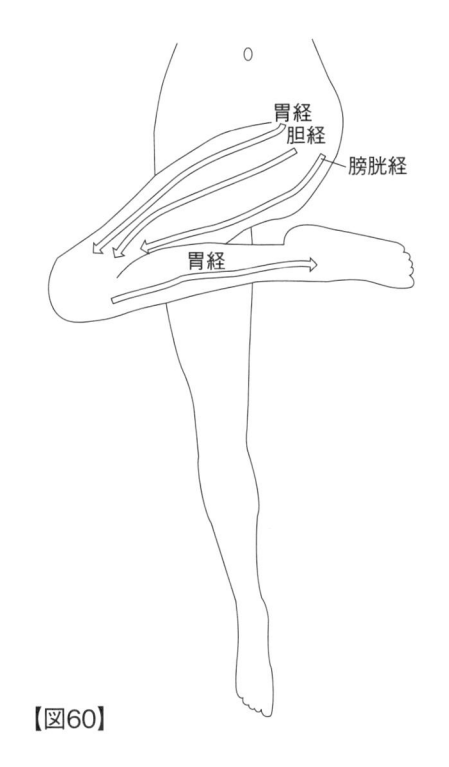

【図60】

(3) 膀胱経の手刀・手根球整圧法

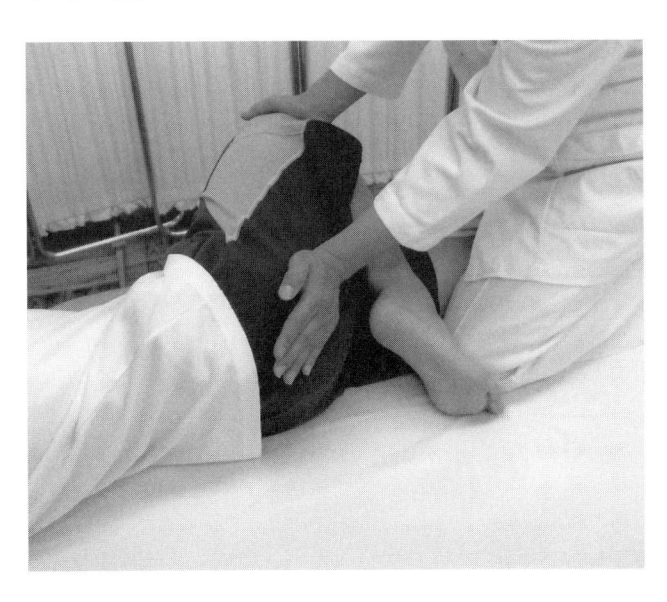

(2)が終わったら、臀部の膀胱線上を左手刀で殿溝まで3点進行押圧する。そこから膀胱経線上5点を左手根球で1点5回押し回す。

＊右側の施術（前ページとこのページ）が終わったら、左側に移り、体勢や手を左右逆にして同様に行なう。

5　両膝屈曲調整手順

（1）両膝回転調整法

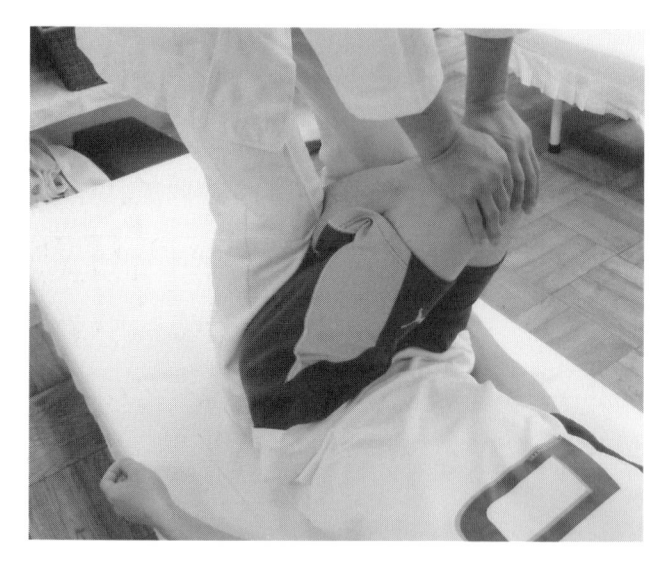

　受け手の両膝を屈曲させ、両肘は真っ直ぐ伸ばし、やや下方に加圧する。両足は受け手の臀部に密着させ、受け手の両下腿を両膝で挟むようにして絞り込む。受け手の膝が離れないように注意して、両手・両膝を使って左右とも5回、回転調整する。【図61①】

　終わったら、屈曲させた両膝を垂直に立て、両手で斜め下方に倒して加圧し、最大限で強調する。【図61②】

（2）両膝同時引き寄せ調整法

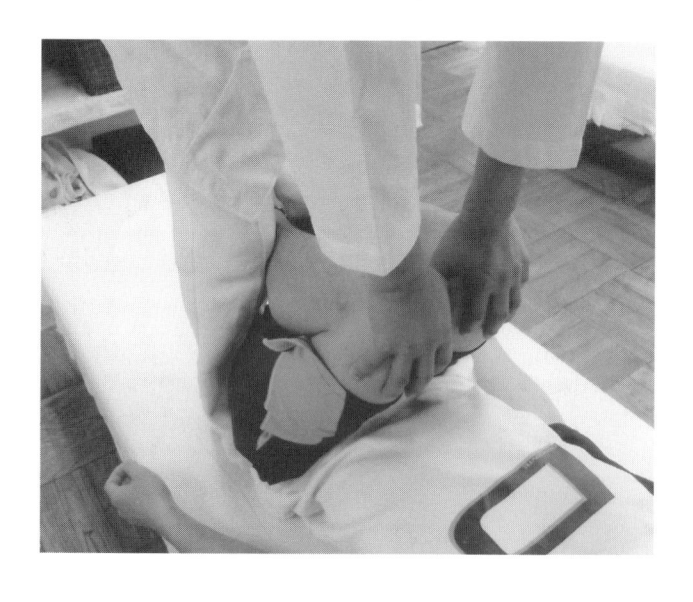

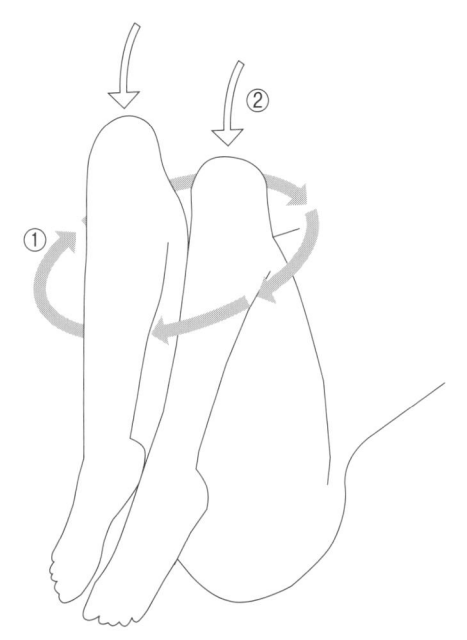

【図61】

（3） 両膝屈曲同時整圧法

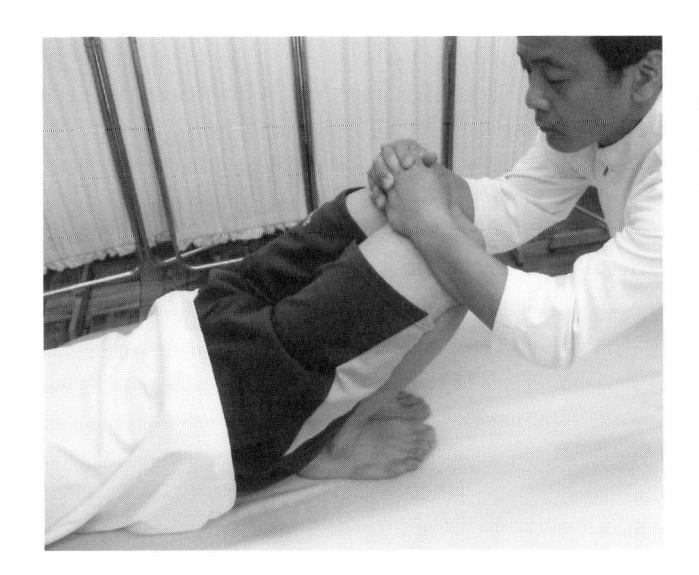

両膝はつけたまま足首を臀部外側に密着させて固定し、両手を両膝上部に置き、手前に大きく引き寄せる。腰を浮かせて両踵が浮き上がる寸前に強調する。

【図62】

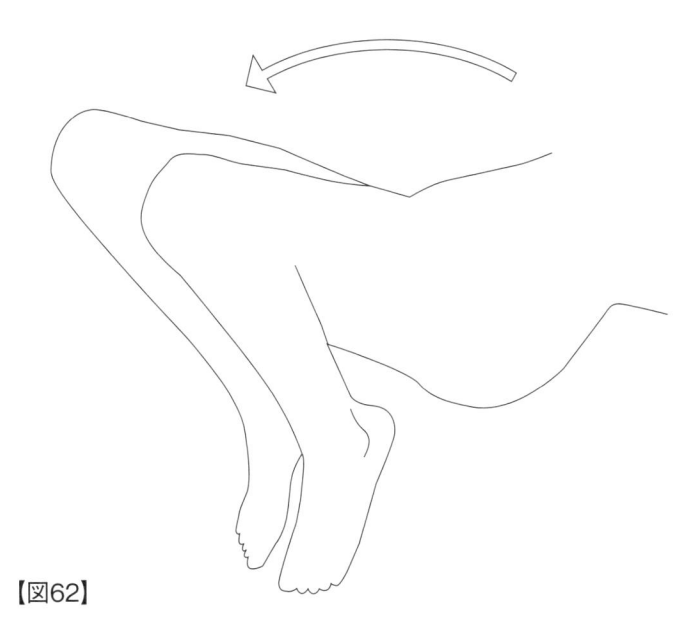

【図62】

6　腹部の調整手順

（1）正中線腹部整圧法

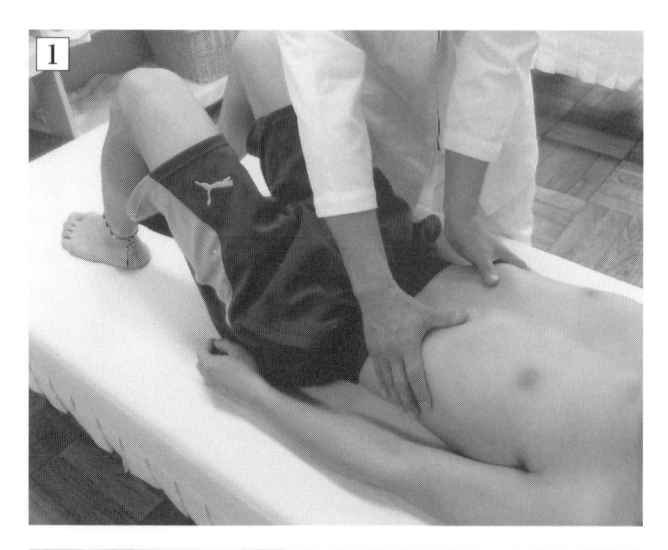

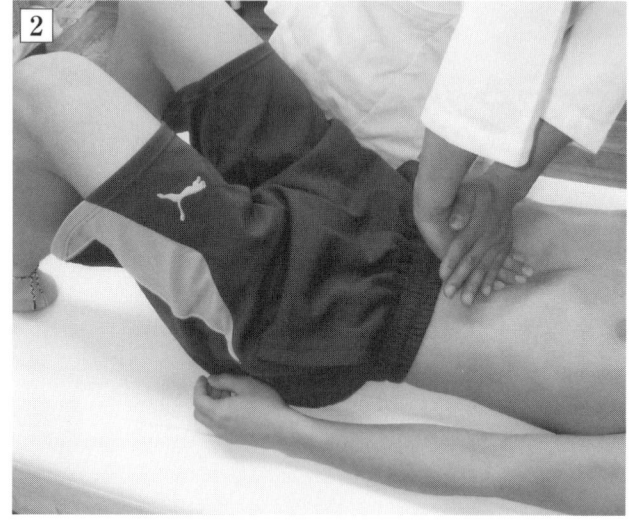

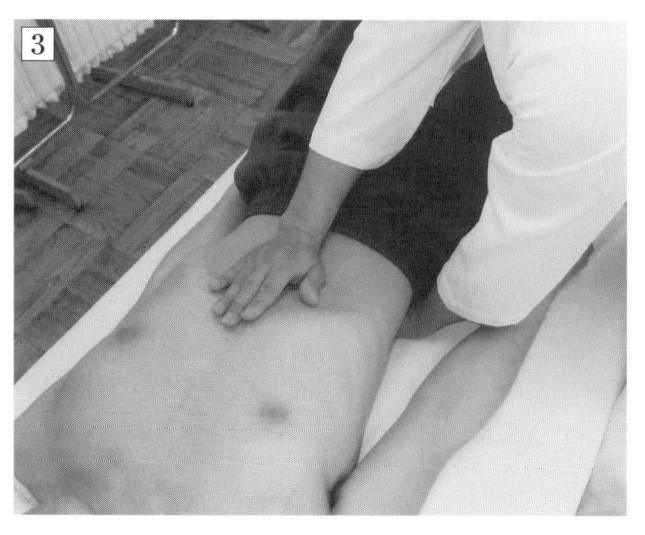

　施術に入る前に手指消毒。受け手の両膝の屈曲をやや緩めて立てる。受け手の右側に立ち、両母指で受け手の肋骨の位置を確認する。【写真1】

　右手4指を上に向け、みぞおちに置く。左手指先を左側に向け、右手甲部に重ね、恥骨部の上方までの正中線上の7点を、上から斜め45度下方に押圧をする。この時、両肘は真っ直ぐに伸ばし、おじぎをするように体を倒して行なう。3回繰り返す。【写真2】

　受け手の両膝を支えながら左側に倒し、台との間に隙間を作り、左手のひらを上にして腰中央に入れて両膝を戻す。

　恥骨部上方に右手のひらの指先を上方に向ける。小指側手根を恥骨際に置き、下方に押し下げて押圧をする。圧を抜きながら指先を上に向け、正中線上をみぞおちにかけて7点を下方から斜め45度に、受け手の呼吸に合わせて進行押圧をする。3回繰り返す。【写真3】

（２）腹部動脈・静脈寄せ整圧法

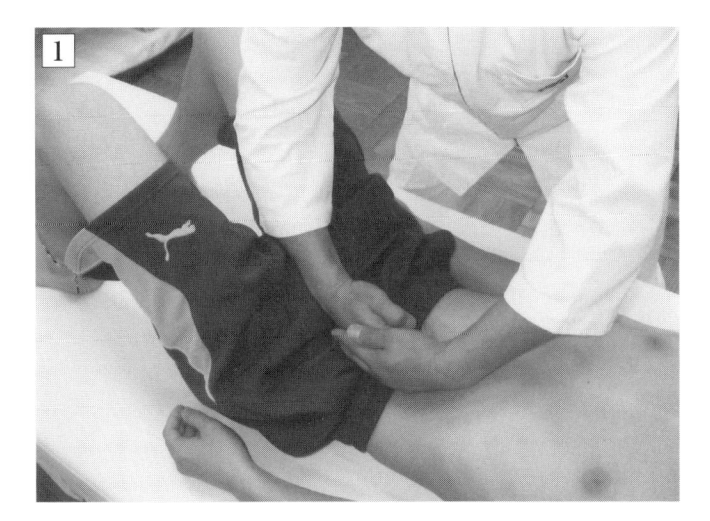

左右の手のひらを重ね、へその上に置き、手のひらを開きながら小指球で左腹部を中央に引き寄せるように押圧する。【写真１】

重ねた両手をへそに戻し、手のひらの幅で右腹部に小指球を当て、押圧を加えながら中央に押し寄せる。【写真２】

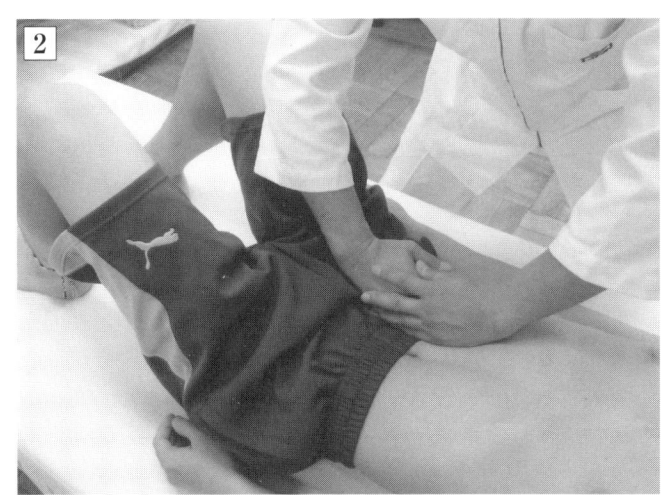

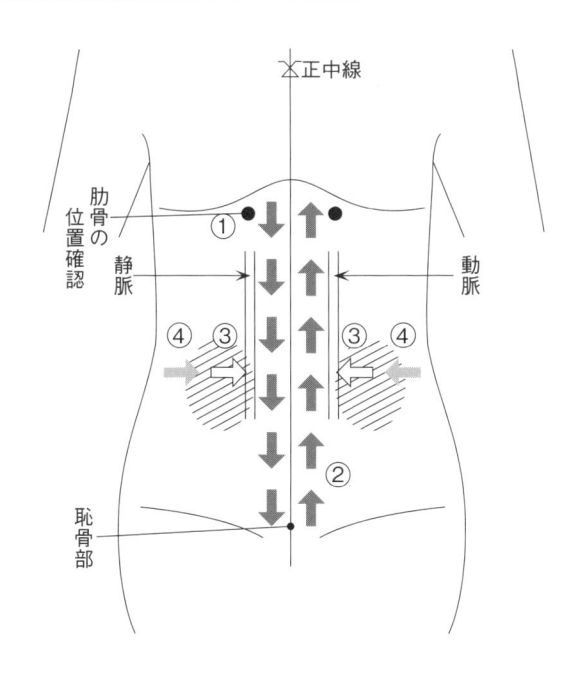

【図63】

（３） 腹部波状整圧法

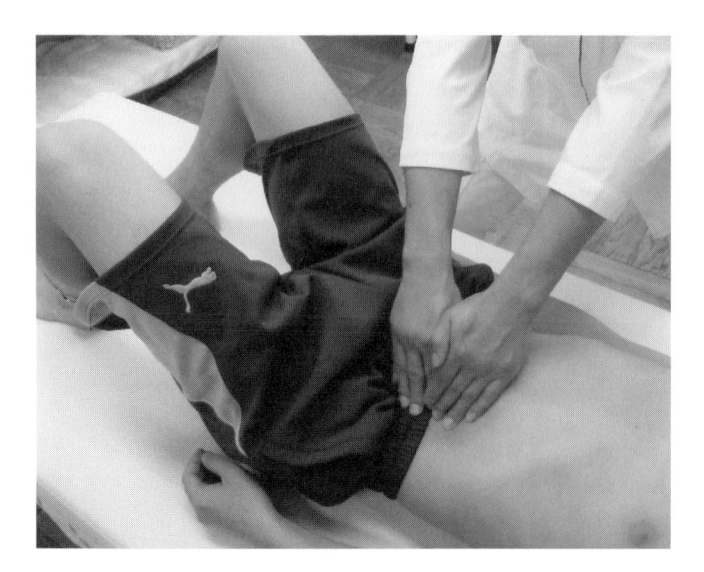

両手のひらを指先を左側に向けて置き、肋骨と腸骨に当たらないように注意しながら、両手根と4指を使って、均等の力で押したり引いたりする。10回往復。

（４） 内臓中央寄せ整圧法

左右の手のひらを重ね、左肋骨下部よりへそ部へ寄せるように押圧する。へそを中心として8等分し、時計回りに押圧していく。1～3の位置までは両手を重ねたままの状態で、4～5の位置は右手小指球で、6～7の位置は左手小指球で、8の位置は右手根球で、それぞれ行なう。反対の手は押圧側に向け、軽く支える。

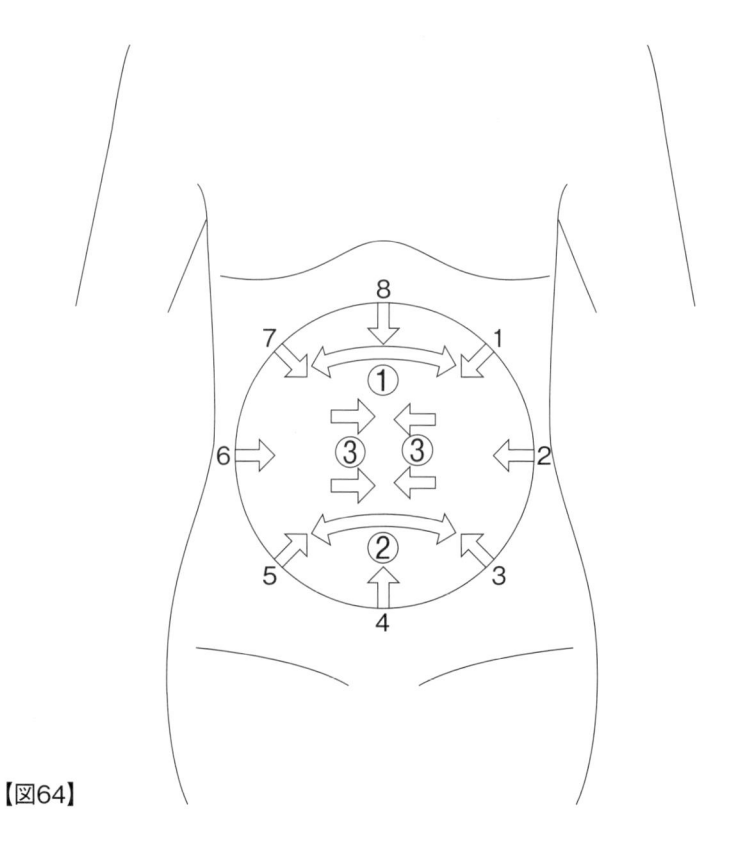

【図64】

（5） 腸部輪状整圧法

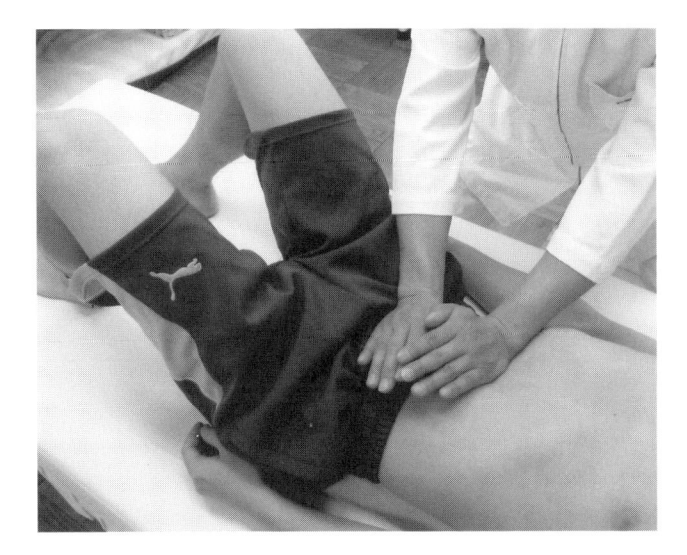

両手を重ねおわん状にしてへそを中心に置く。両小指球で中心に向かって押圧し、時計回りに円を描くように10回転しながら、徐々に圧を緩める。1回行なう。

（6） 腸部両手重ね整圧法

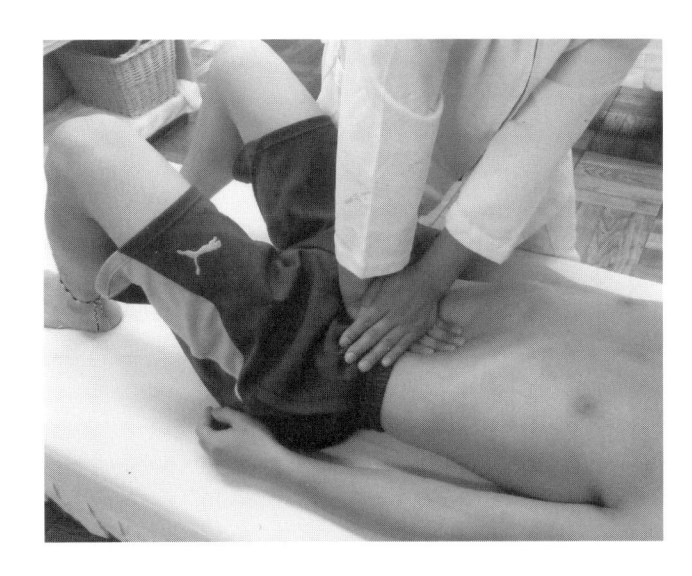

右手のひらの指先を上方に向け、へその上に位置するように置く。左手の指先を左側に向けて重ね、斜め下方に圧をかけ、鼓動を感じたところで10秒ほど加圧固定押圧を行なう。

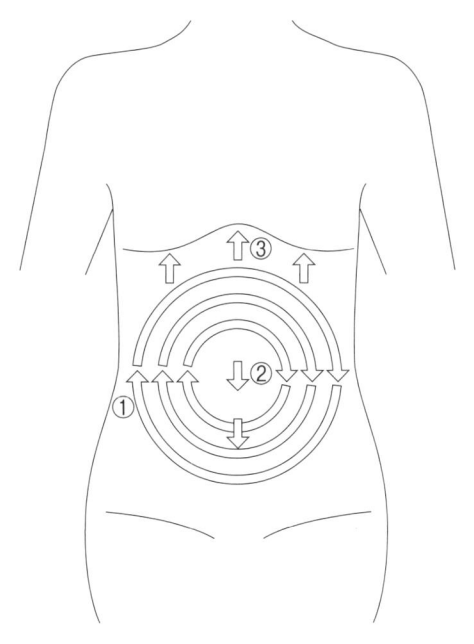

【図65】

（7） 上腹部押し上げ整圧法

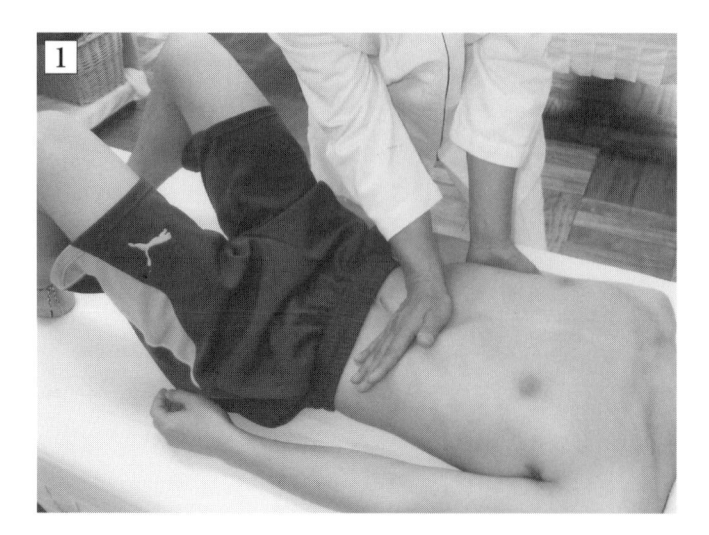

右手小指球で肋骨下部際の3点を、左上腹部から順に上方へ押圧する。
【写真1・2・3】

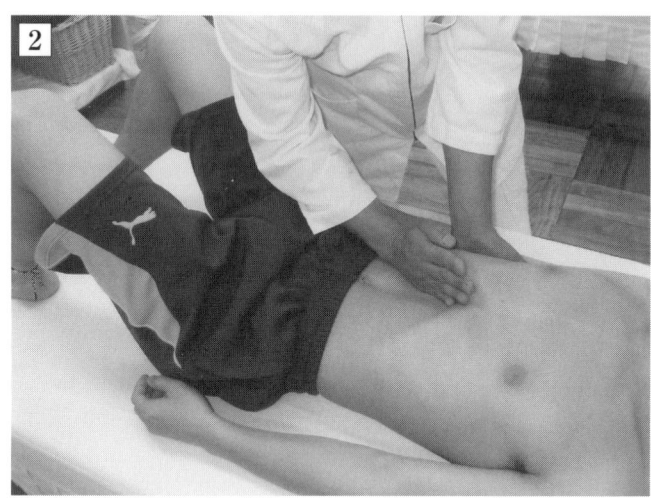

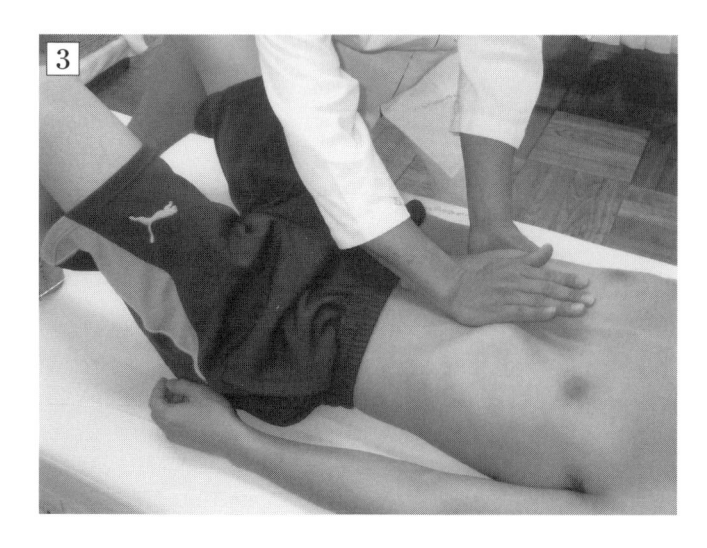

7　胸部・腕部経絡線上整圧手順

（1）胸骨部整圧法

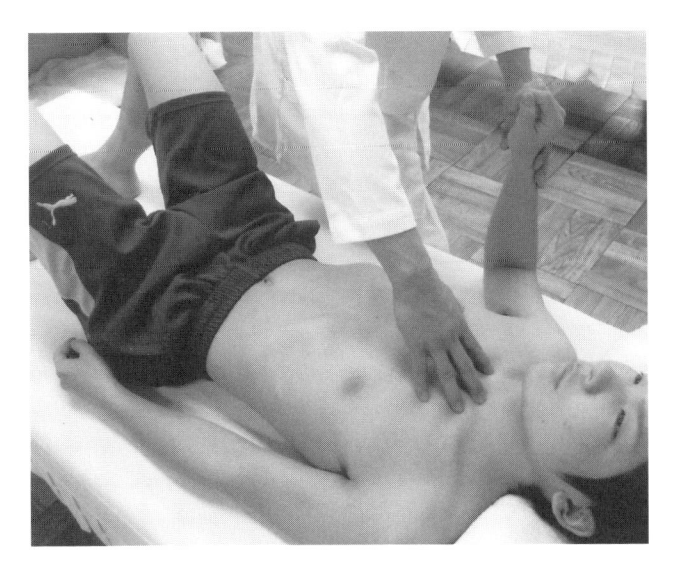

左手で受け手の右手首を軽く握り、前腕を立てる。

右手中指腹で、胸骨部上方中央の天突穴を7回押圧する。

右手中指を正中線上に、人差し指と薬指を両鎖骨下に置き、胃経絡線上をみぞおちに向かって7点を3回回し進行押圧する。

（2）胸筋部整圧法

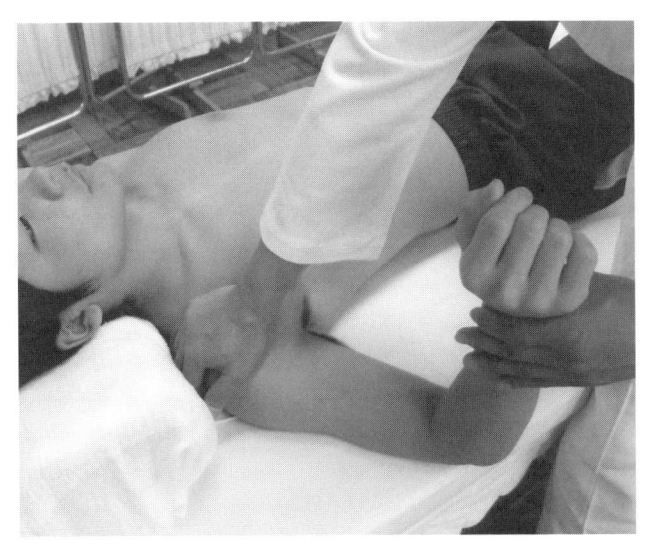

手根球と小指球を使って、大胸筋と三角筋の接合部を、肺経絡線上の雲門穴を起点に5点を進行押圧する。

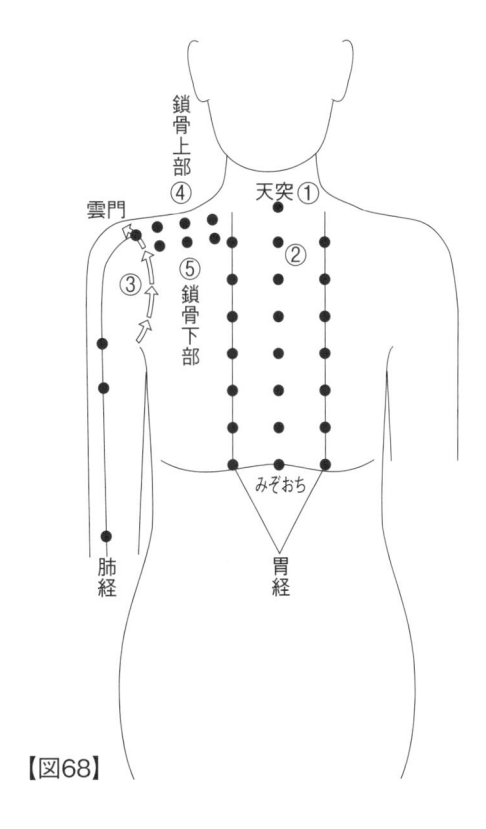

【図66】　③　【図67】　①　②　⑤　【図68】

（3） 鎖骨上下部整圧法

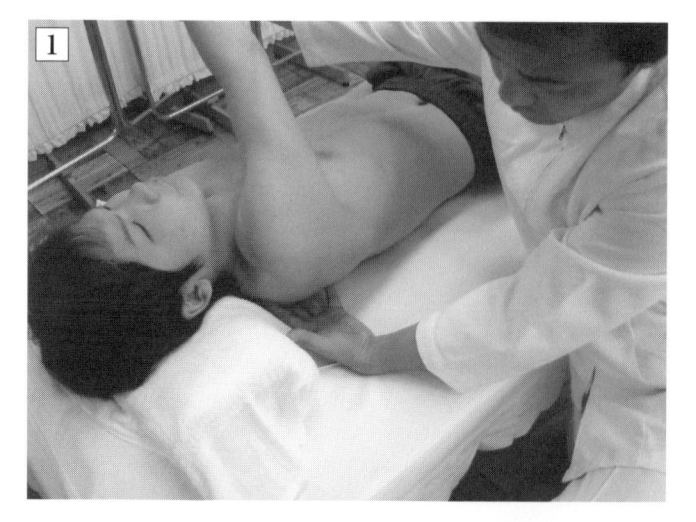

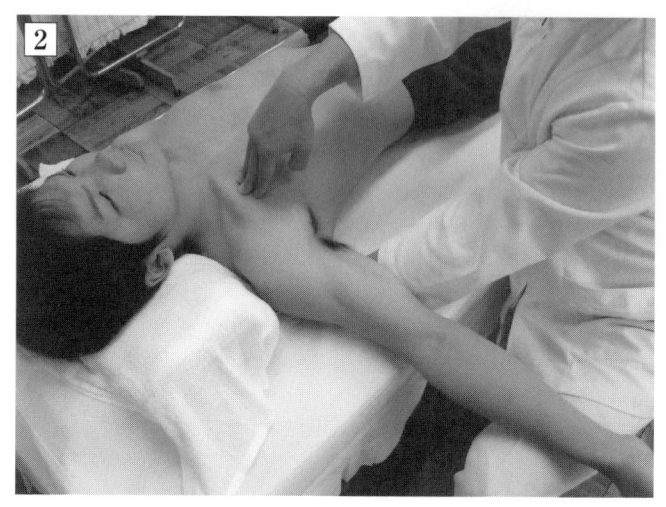

受け手の右手首を握って引き上げ、左手のひらを、右肩甲骨全体を包むように差し入れる。中腰の体勢で左膝を上げ、受け手の右手首をその上にのせる。右鎖骨下部を内側から外側へと3点を1点3回回し押圧していく。

鎖骨上部内側から右手4指で外側へと順に3点を手前に引き寄せるように押圧を行なう。【写真1・2】

＊差し入れた左手5指は、押圧と同時にやや起こし、軽く手前に引き寄せる。

8　胸部側面・リンパ節・上腕部内側整圧手順

（1）胸部側面部整圧法

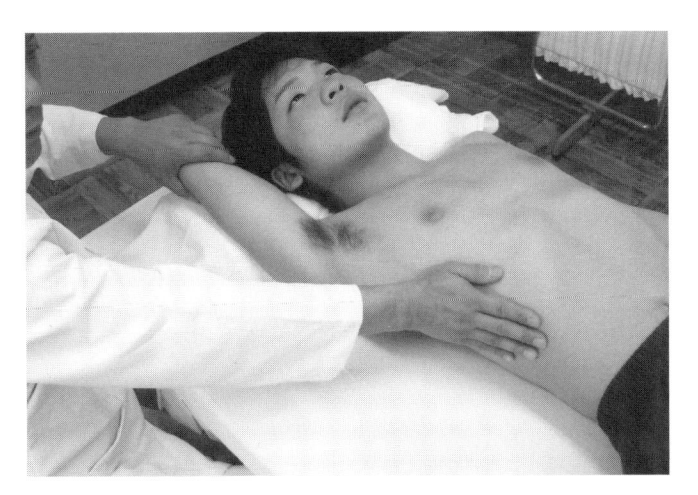

受け手の右腕を頭上に伸ばし、右手のひらで右側肋骨下部より脇の下へと5点を進行押圧する。この時、左手は受け手の右肘よりやや上部を軽く握って手先へと伸ばすように支え、右手は足先へと伸ばすようにする。【図69】

（2）腋窩リンパ部整圧法

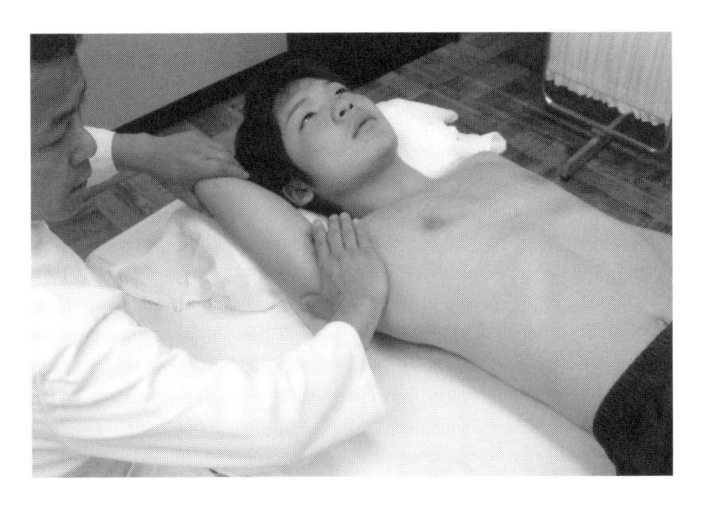

右手が脇の下（リンパ節）に達したところで、背中側から胸側へと手のひら全体を使い5点を進行押圧していく。【図69】

（3）上腕部内側整圧法

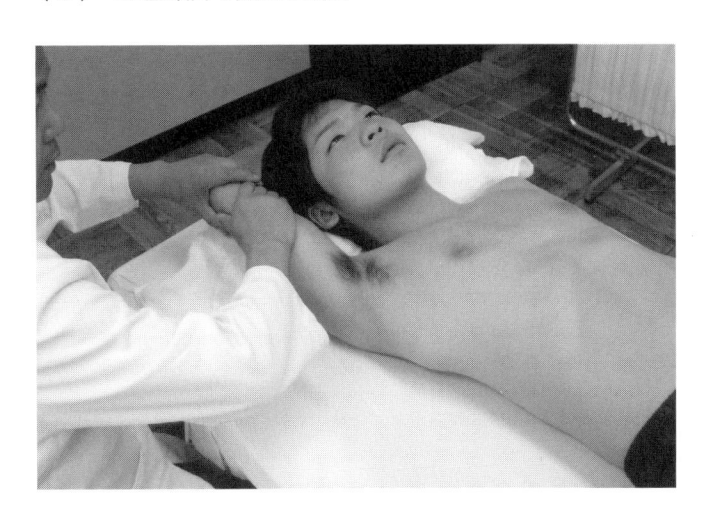

上腕内側の脇の下から肘までを、手のひら全体を使って軽くしぼるようにしながら、5点に進行押圧する。【図69】

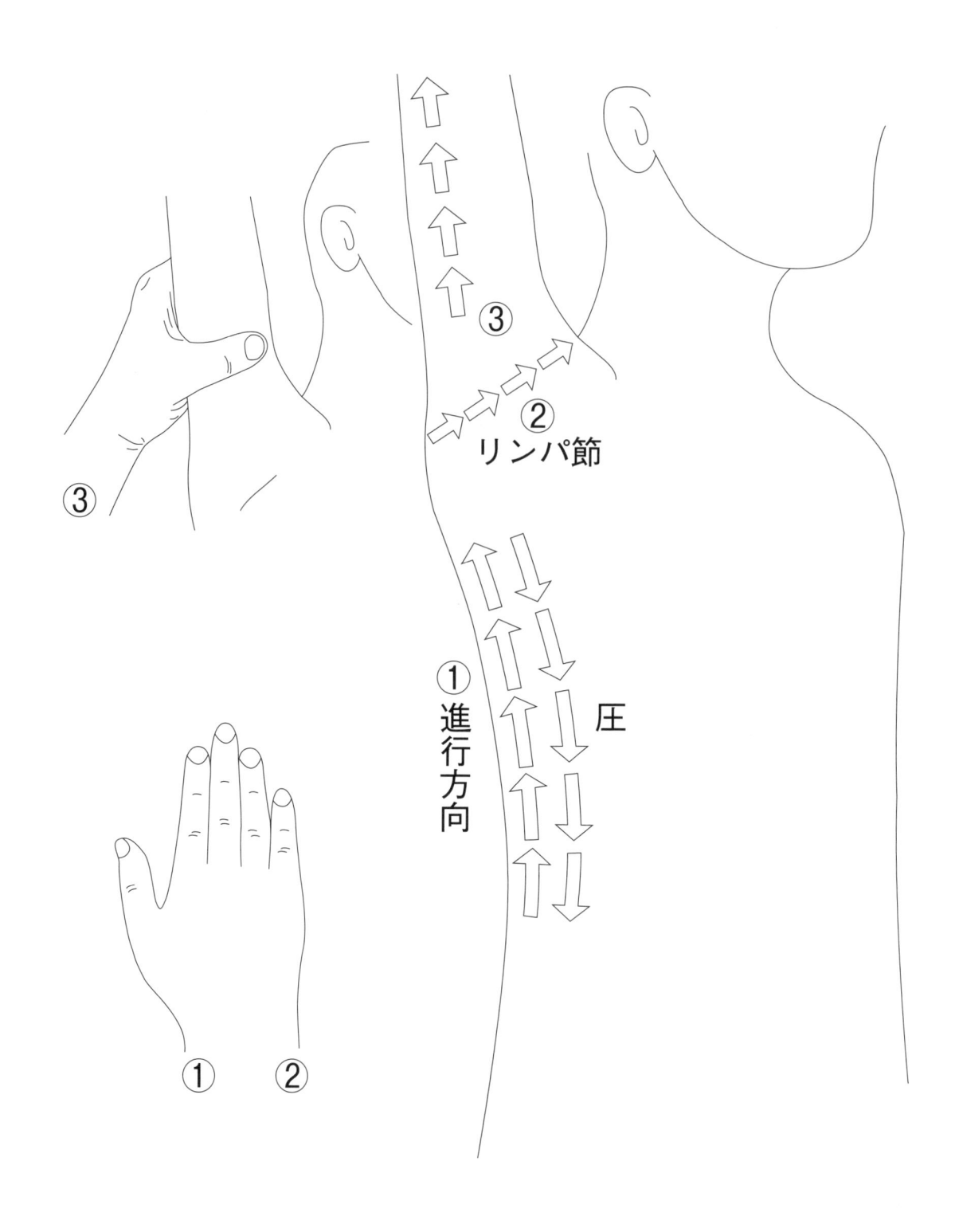

【図69】胸部側面・リンパ・上腕部内側整圧法

9　腕部前面・後面各経絡の整圧手順

（1）肺経・小腸経両経絡線上同時整圧法

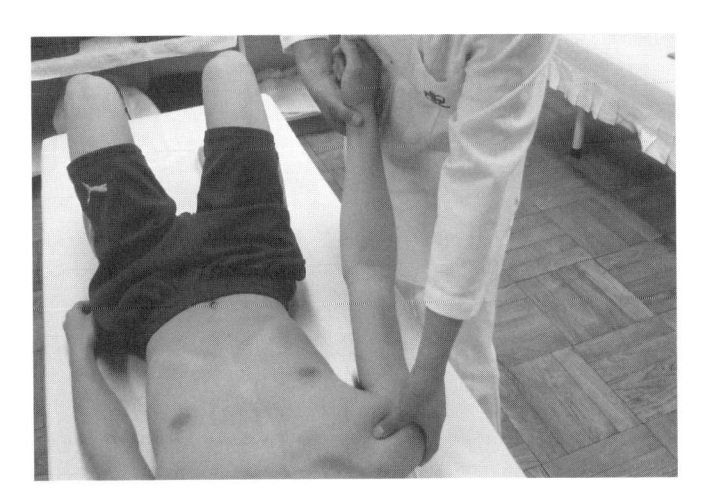

　受け手の手首を引き上げるように持ち、左手母指および中指の指腹で腕部前面の肺経と後面の小腸経の各経絡線上を、手首側に向かっての10点を等間隔で1点3回回し進行押圧する。【図70】

（2）心包経・三焦経両経絡線上の同時整圧法

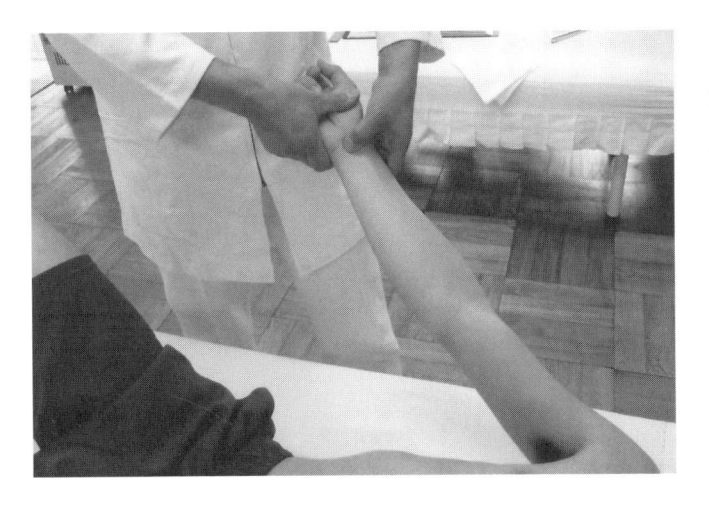

　前面は烏口突起を起点に、心包経絡線上の天泉を通り、後面は三焦経の肩髎を起点に臑会を通り、各穴を（1）と同じ要領で行なう。【図70】

（3）心経・大腸経両経絡線上の同時整圧法

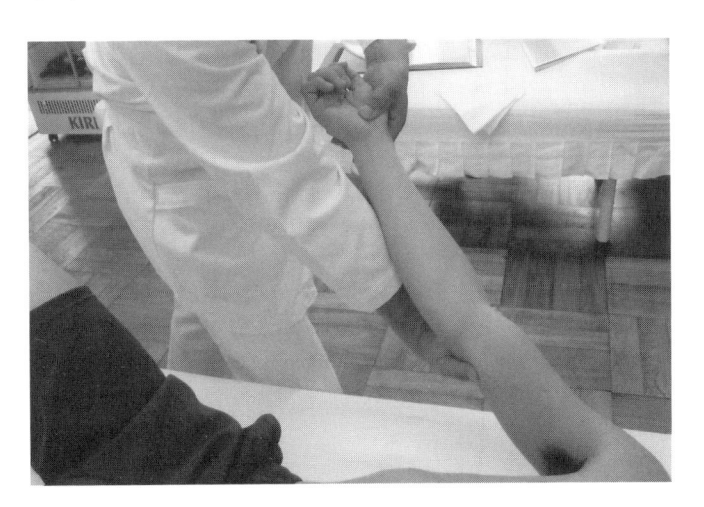

　右手と左手を逆にし、左手で受け手の手首を持ち、右手母指および中指で各経絡線上を手首側に向かっての10点を等間隔で1点3回回し押圧していく。【図70】

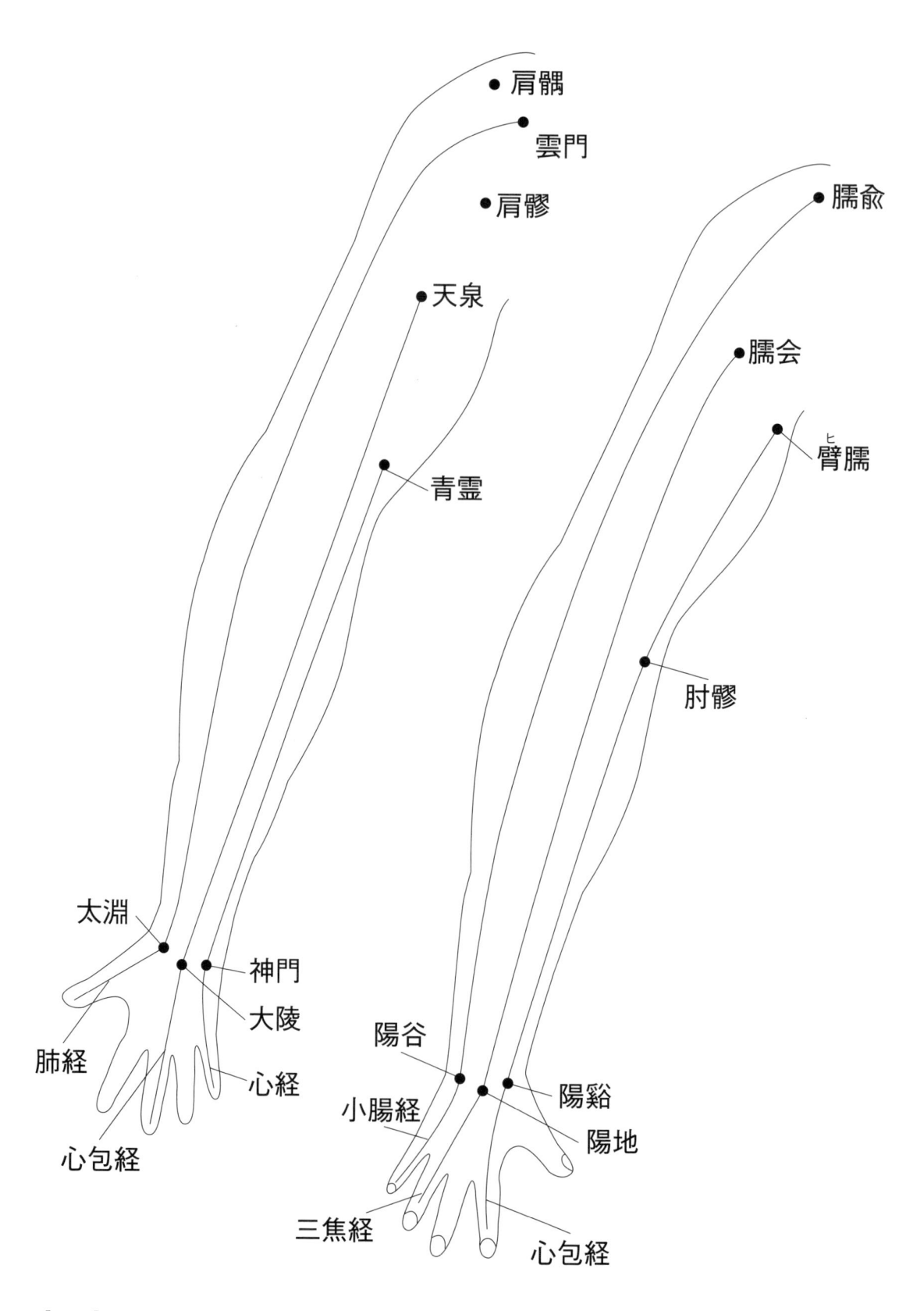

肩髃
雲門
肩髎
臑兪
天泉
臑会
ヒ
臂臑
青霊
肘髎
太淵
神門
大陵
陽谷
陽谿
肺経
心経
小腸経
陽池
心包経
三焦経
心包経

【図70】

10　手首・手のひら・手背部・指間の整圧手順

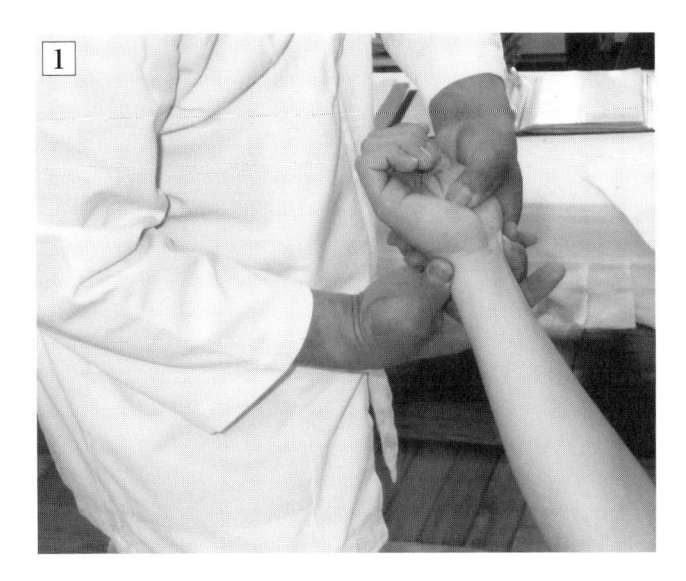

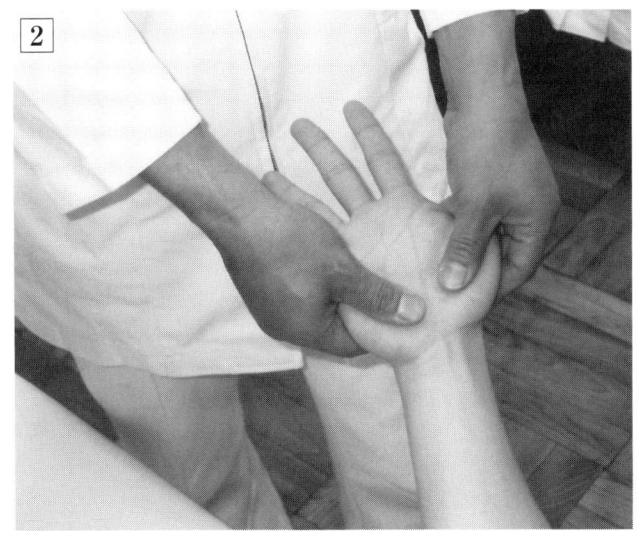

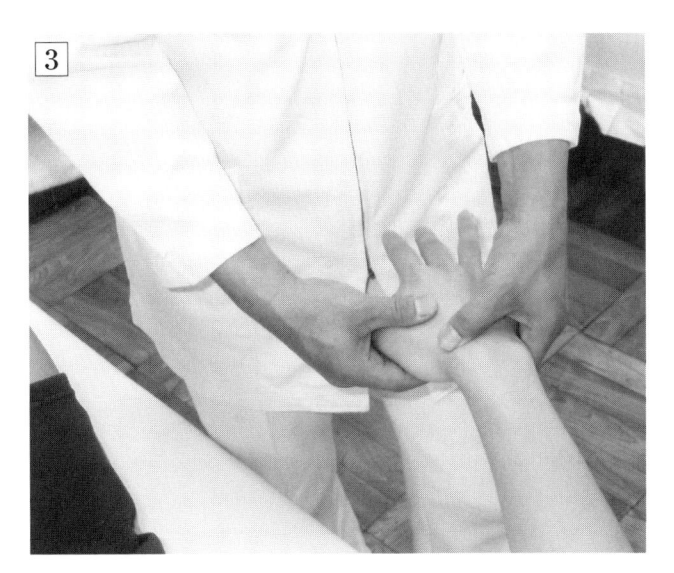

手首前面の経穴3点太淵、大陵、神門を母指で順に1点3回回し押圧する。【写真1、図71】

受け手の小指と母指を両手の小指と薬指に挟み入れ、手のひらの指間や各経穴、魚際、少府、労宮に両母指で押圧をする。【写真2、図71】

受け手の甲側を上にして、手首後面の経穴、陽谿、陽池、陽谷を順に1点3回回しで母指押圧を行う。【写真3、図72】

両手で、受け手の手首を挟むようにする。母指は甲側、他4指は手のひら側になるようにし、上下に10回動かす。

大腿部前面に受け手の指先を置く。大腿部を前に押し出すようにすると同時に、両手母指で受け手の甲側を加圧し、指と手の甲を伸ばす。

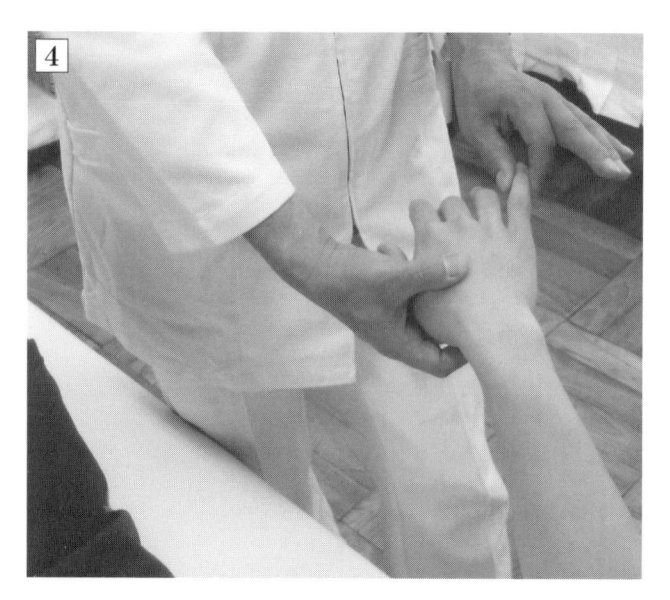

小指側中指骨部から指のつけ根の間までの5点を、母指と人差し指で同時押圧し、指骨部まで来たら指骨上部・下部に同時押圧で爪の先までの5点に押圧を加える。順次母指までを同じ要領で押圧する。右手と左手は途中で入れ替えてもよい。【写真4・5・6、図73】

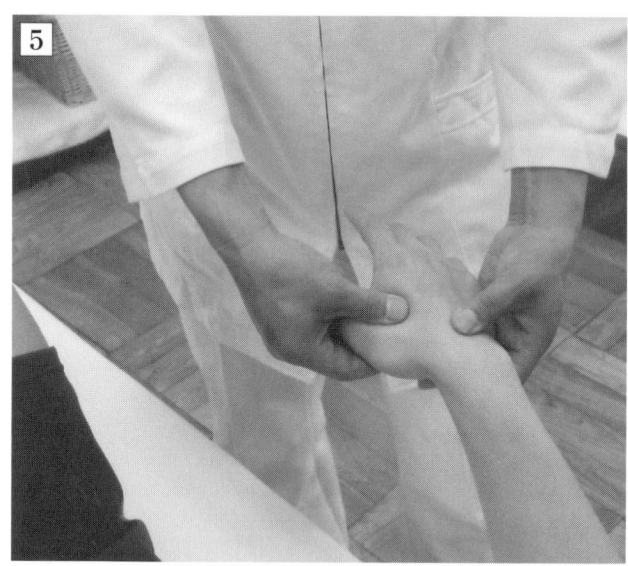

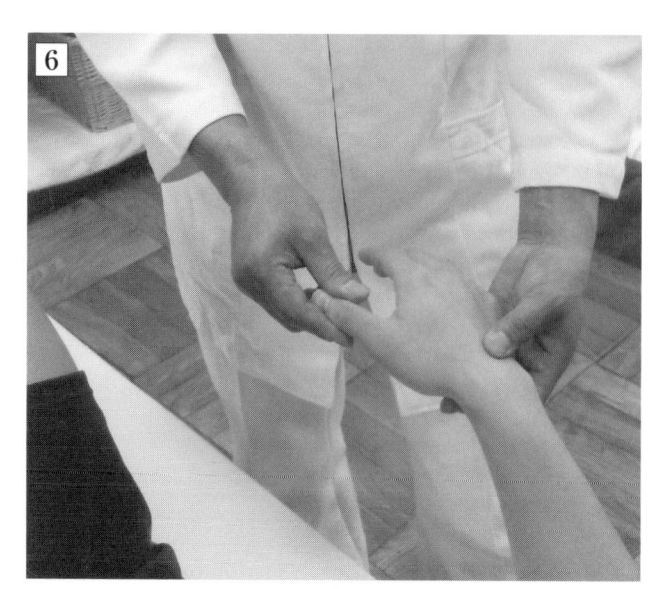

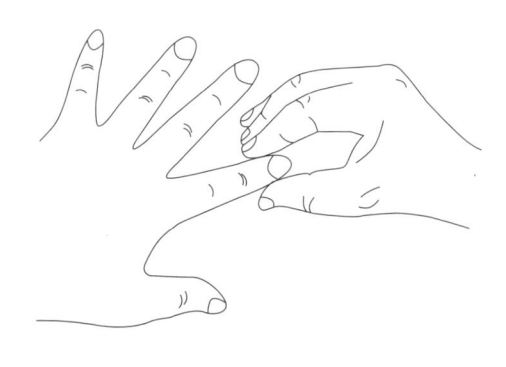

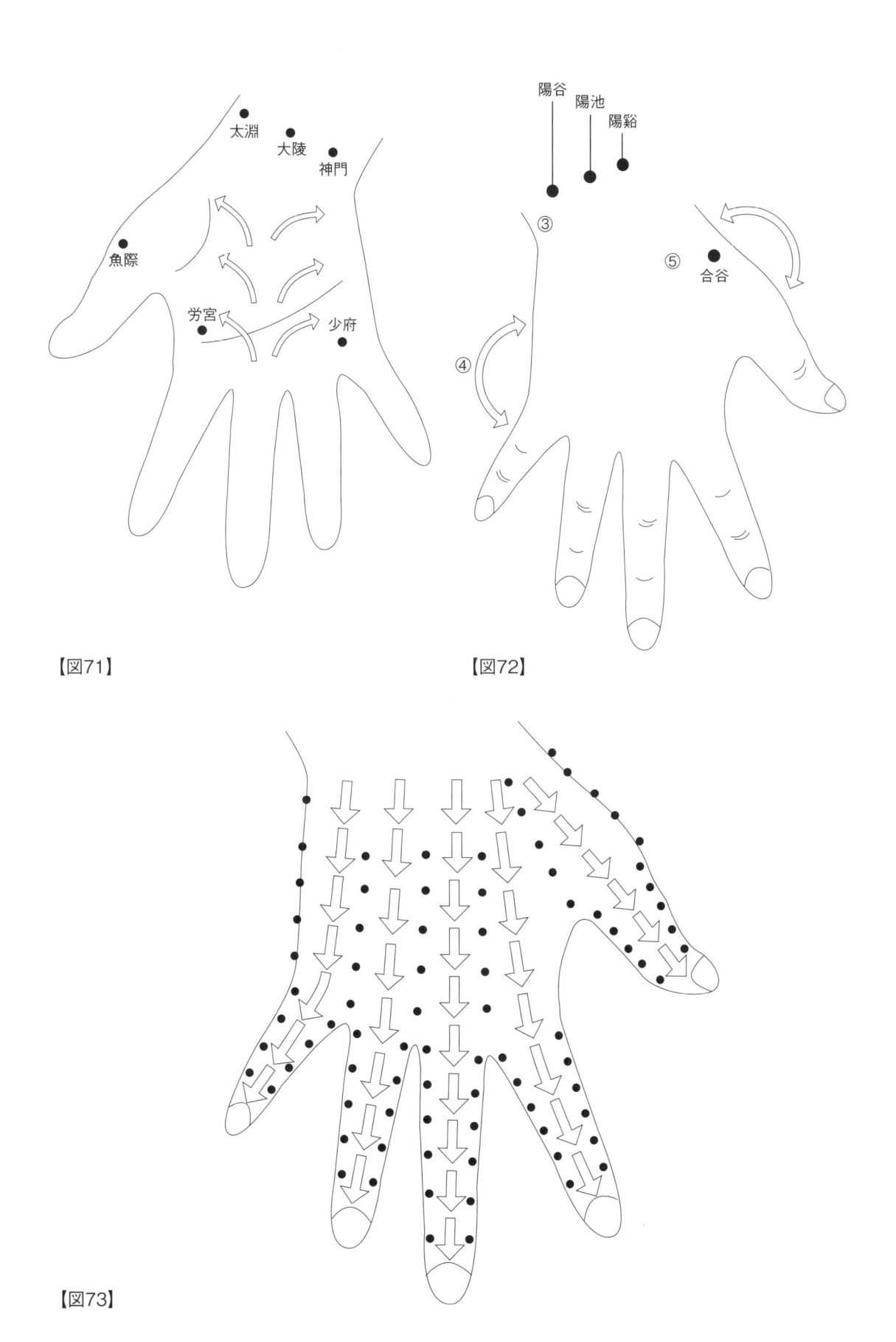

【図71】

【図72】

【図73】

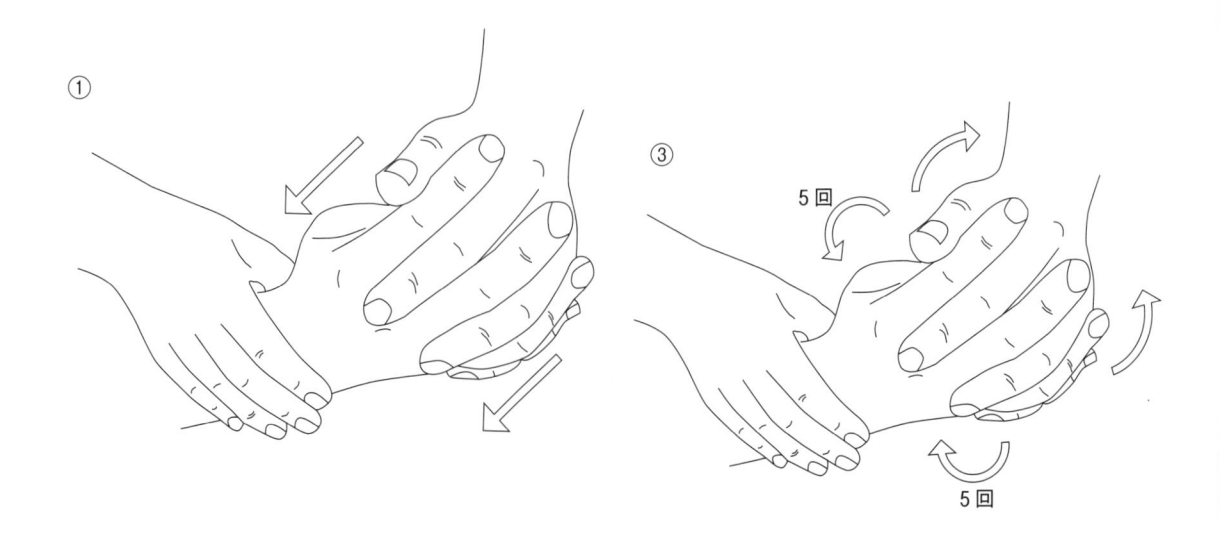

①

【図74】

②

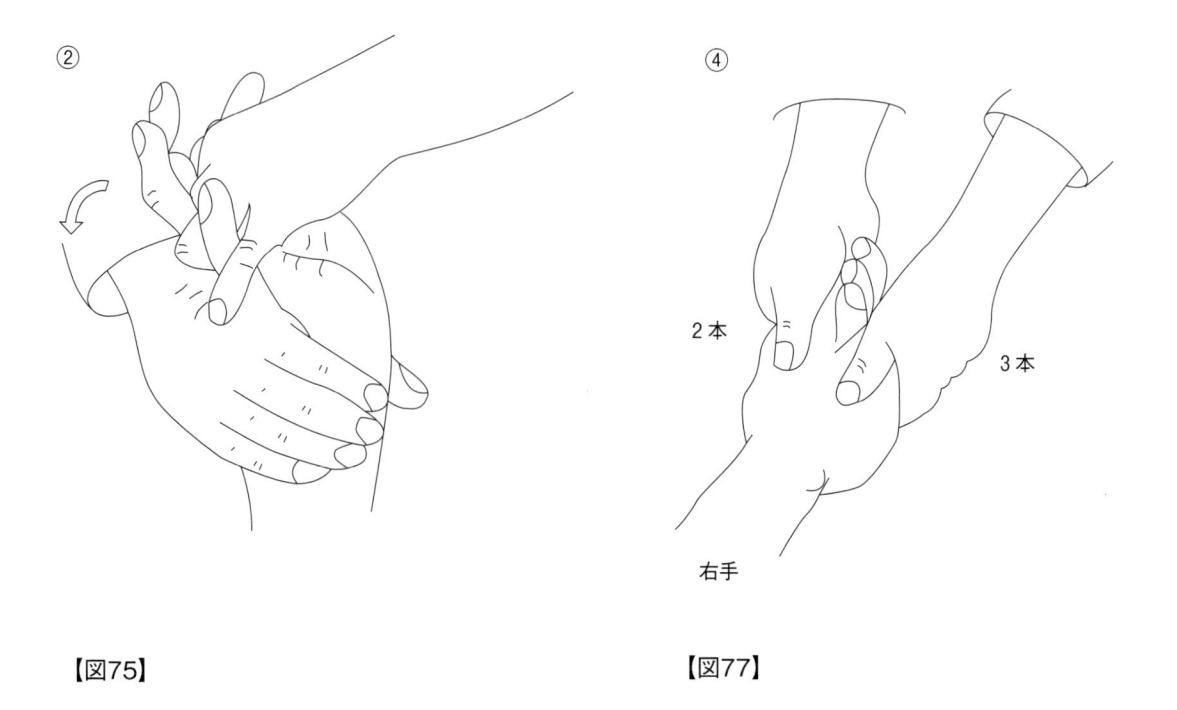

【図75】

③

5回

5回

【図76】

④

2本

3本

右手

【図77】

64

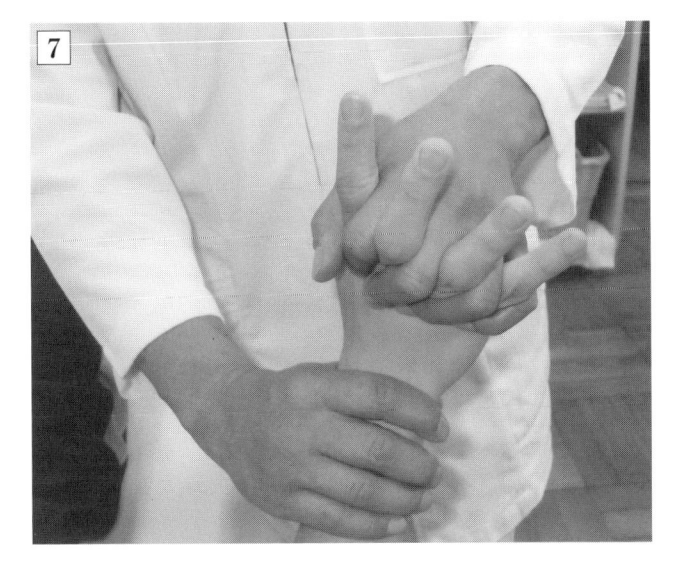

受け手の右手首を持ち、左手5指で受け手の母指を除く他4指の爪先部を同時に挟み、指のつけ根までの間の5点を挟みながら進行押圧をし、つけ根に達したら背側へおり曲げて、中指骨間に同時に3秒程の押圧をする。【写真7、図74・75】

受け手の手首を内回しに5回、外回しに5回回しを行なう。【図76】

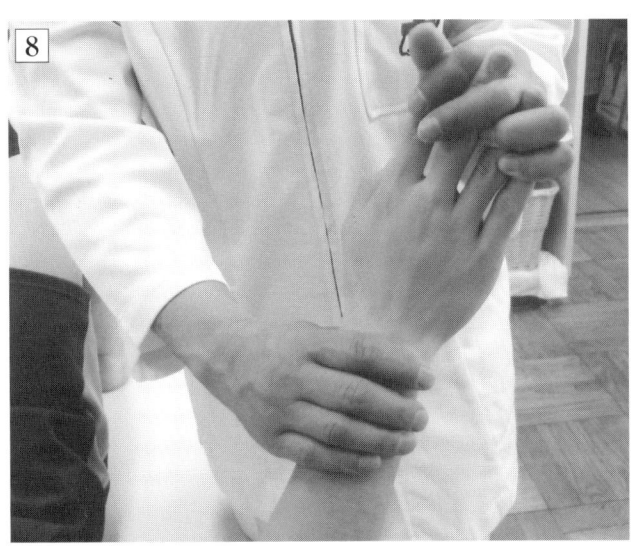

指のつけ根から爪先へと5点押圧を加えながら戻り、爪際で圧を加えたまま、抜き取るようにする。【写真8】

11　上肢振動調整法

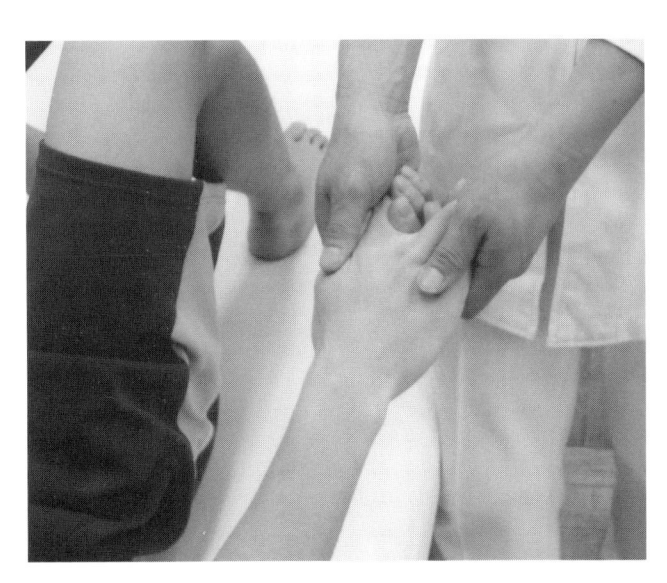

受け手の甲を上にして右手で母指と人差し指、左手で中指、薬指、小指をそれぞれ握り分け、手前に3秒程引き寄せ、やや力をゆるめ、上手に振動押圧を10回程加える。【図77】

＊これで右側の7～11の施術手順が終了し、次に左側立位で左側を7～11の要領で行なうが、左側では7-（1）-②は行なわず、また、操作手と補助手を逆にして行なう。

第3章

頭方座位での頸椎・肩関節・頭部調整

1 頸椎仰臥位調整手順

(1) 頸椎牽引調整法

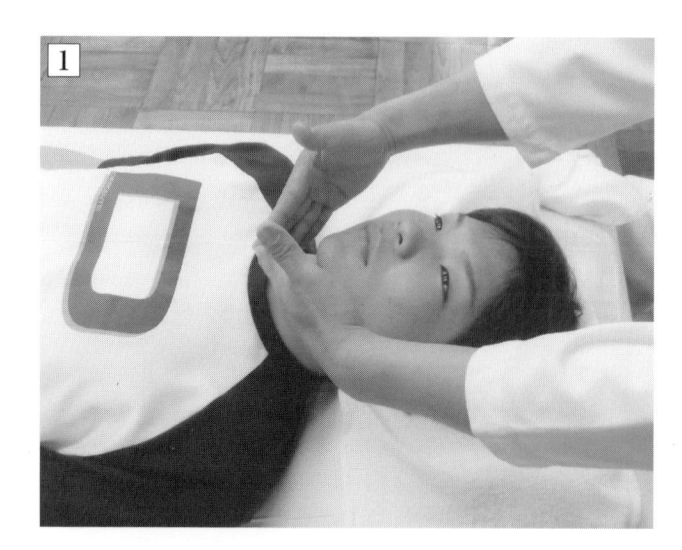

頸椎下部に、両手を向かい合わせるように差し入れ、小指外側を下に、母指外側を上にして、両手のひらを起こしてV字形を作る。母指以外の4指で頸部を引き上げるように、第7頸椎から第1頸椎までの7点を進行牽引押圧していく。
【写真1・2】

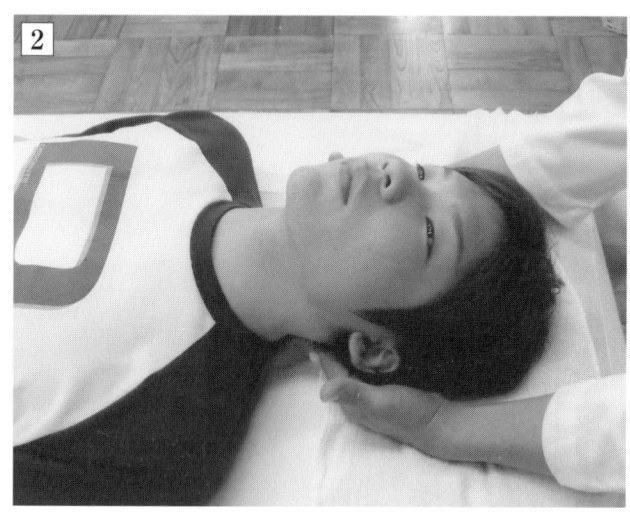

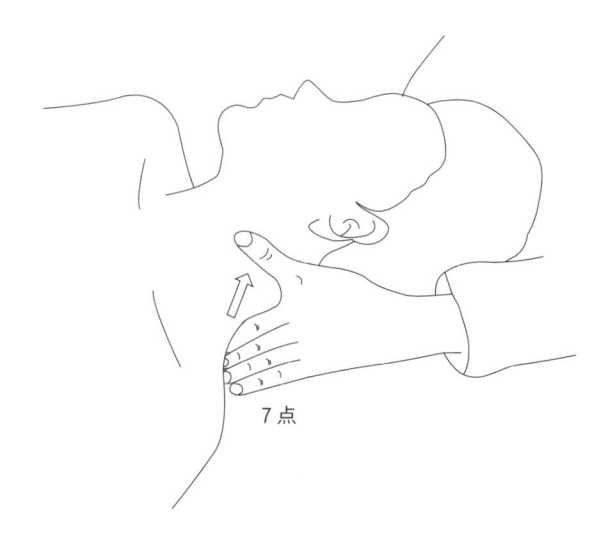

【図78】

2　頸部周囲筋捻り伸展調整手順

（1）肩上部押し下げ同時頸部捻り伸展法

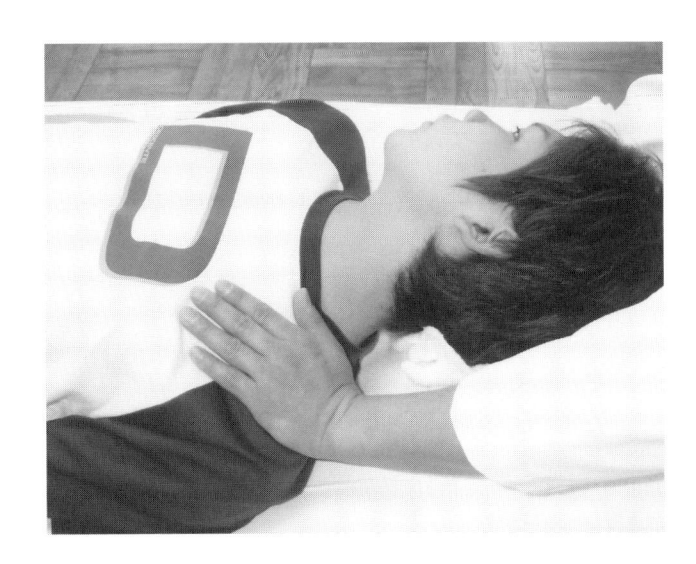

受け手の頭を右側に向け、右手で側頭部を支え、左手は左肩上部に手根球を置く。右手は固定し、左手を押し下げるようにする。3回繰り返す。

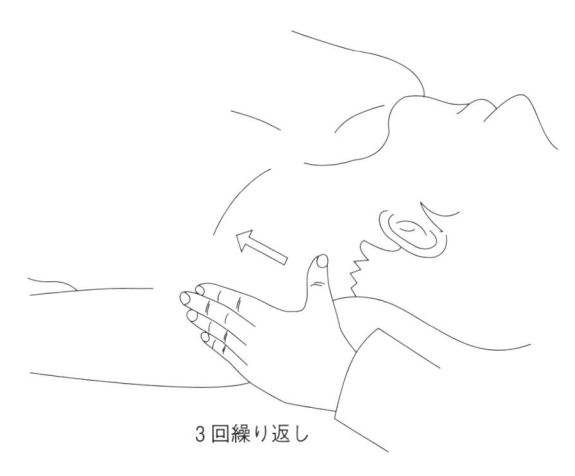

3回繰り返し

【図79】

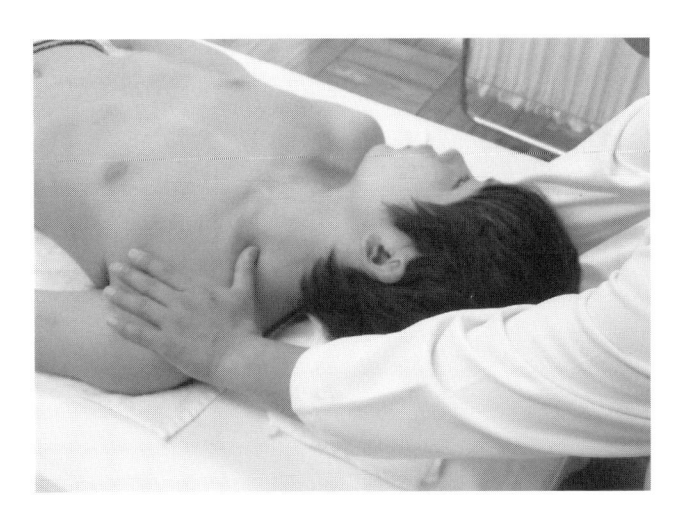

（2）鎖骨上部整圧法

左手母指で左側鎖骨上部を内側から外側へと、順に5点を5回回し進行押圧する。

（3） 僧帽筋整圧法

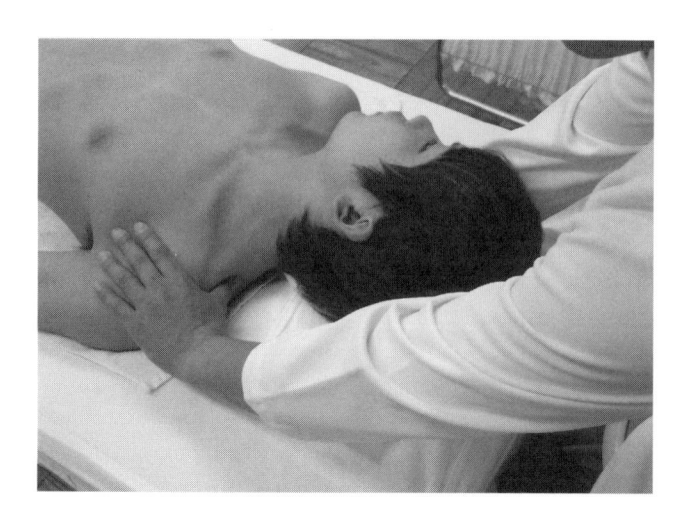

左手母指で左側僧帽筋を内側から外側へと、順に5点を5回回し進行押圧する。【図80】

（4） 胸鎖乳突筋押し下げ整圧法

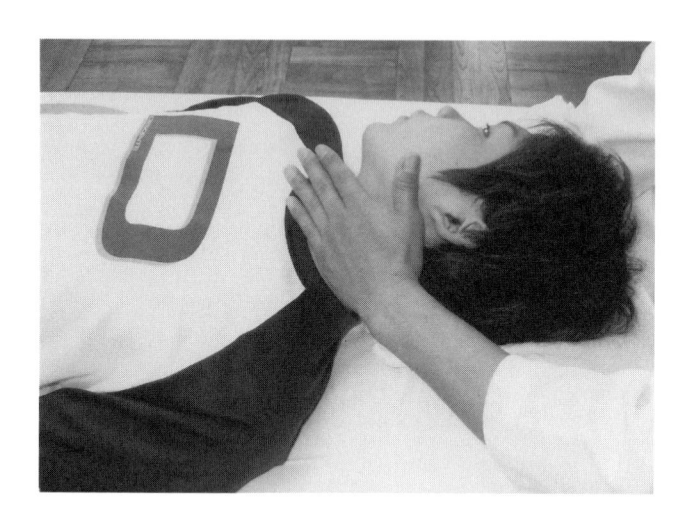

左側胸鎖乳突筋を、左手小指外側部で、鎖骨上部より下顎骨後部までを、1点3回押し下げながら左右に切るように動かし、順に7点を進行押圧する。【図81】

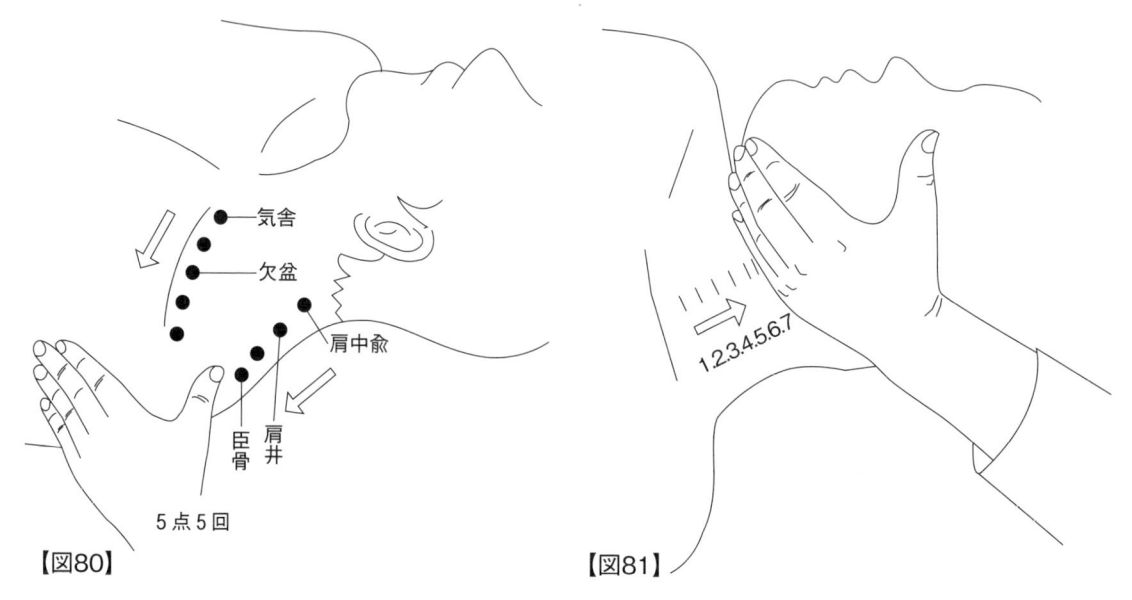

【図80】　気舎／欠盆／肩中兪／巨骨／肩井　5点5回

【図81】　1.2.3.4.5.6.7

（5） 僧帽筋・頭板状筋押し上げ整圧法

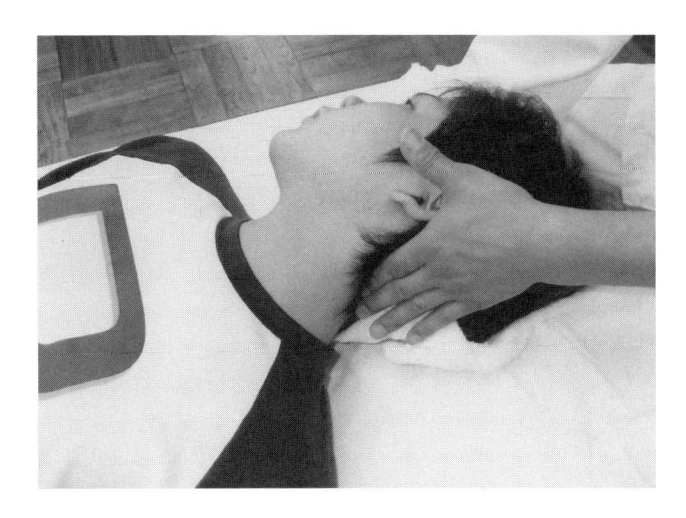

左手人差し指の母指側で僧帽筋、頭板状筋を第7頸椎より第1頸椎へと1点3回引き上げながら切るように上下に動かし、順に7点を進行押圧していく。

（6） 後頭部・側頭部各経絡整圧法

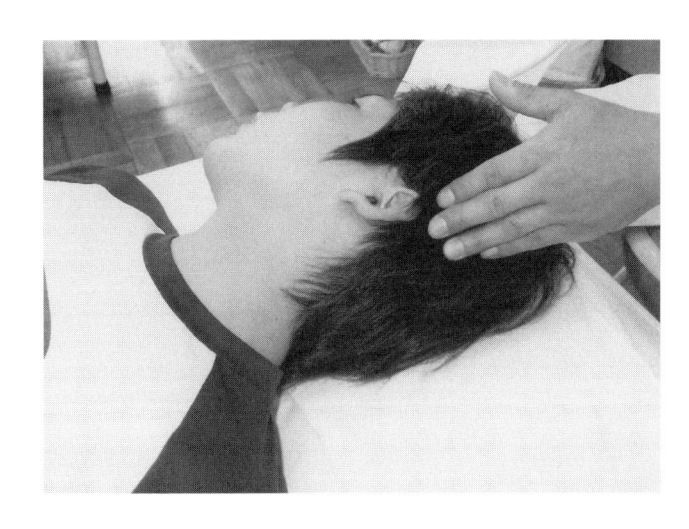

左手薬指、中指、人差し指の3指頭部で後頭部の天柱穴に薬指を起点として置き、3指をそろえて同時に手前に引き上げるようにして5回回し押圧する。次に薬指を風池穴に移して同じ要領で5回回し押圧し、その体勢のまま側頭部（耳の後ろの髪の生え際からこめかみの間）を3指同時に3回回しで6点まで進行押圧し、最後の7点目（こめかみ）は5回回し押圧する。この施術では1点目から5点目までは3指をそろえて行ない、6点目、7点目は薬指を生え際に入れ替えて行なう。

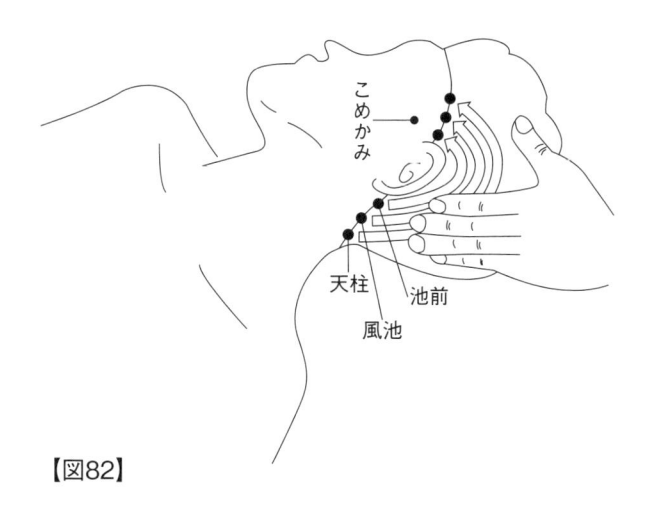

＊右側が終わったら、左側も同じ要領で（2）から（6）の施術をする。

【図82】

（7） 僧帽筋・頭板状筋母指整圧法

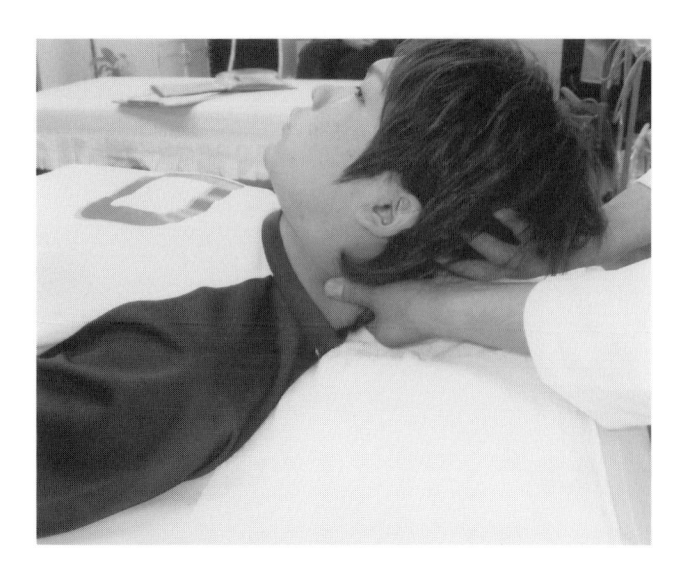

左手母指で左側頸部の7点を1点5回回し進行押圧する。他4指は右側頸部を支える。右側の施術は頭の向きを変え、手を左右逆にして行なう。【図83】

（8） 僧帽筋・頭板状筋5指整圧法

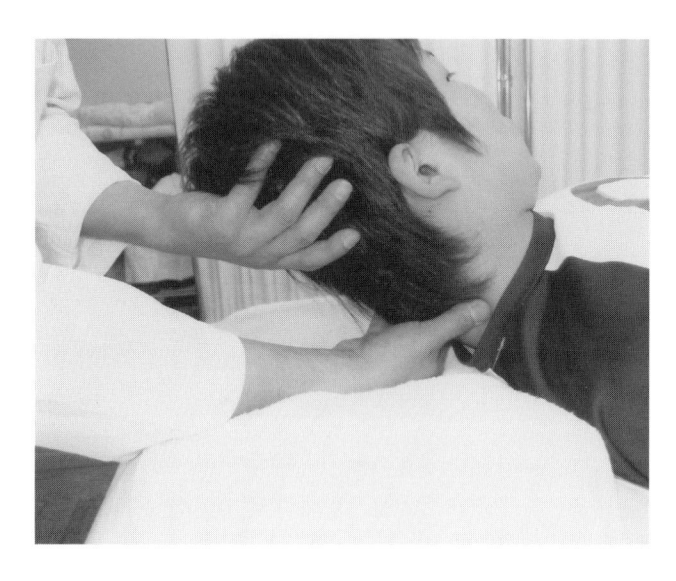

頸部両側を、右手母指と他4指で挟み、引き上げるように7点を下から上へと進行押圧する。次に手を左右逆にして、左手でもう一度同じ施術を行なう。【図84】

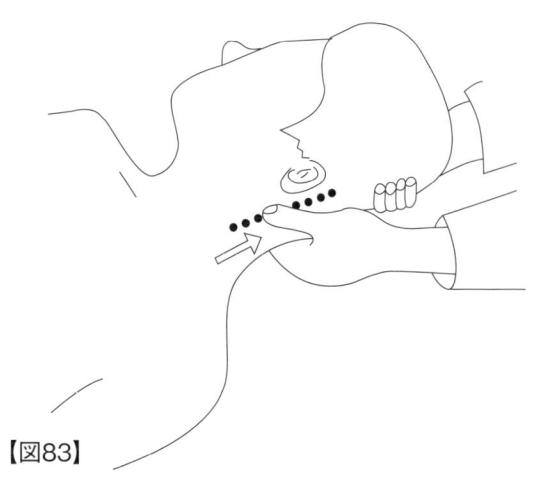

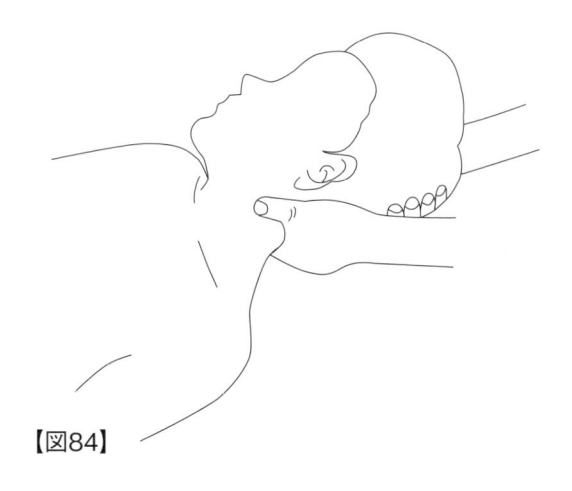

【図83】　　　　　　　　　　【図84】

（9） 頸椎捻り調整法

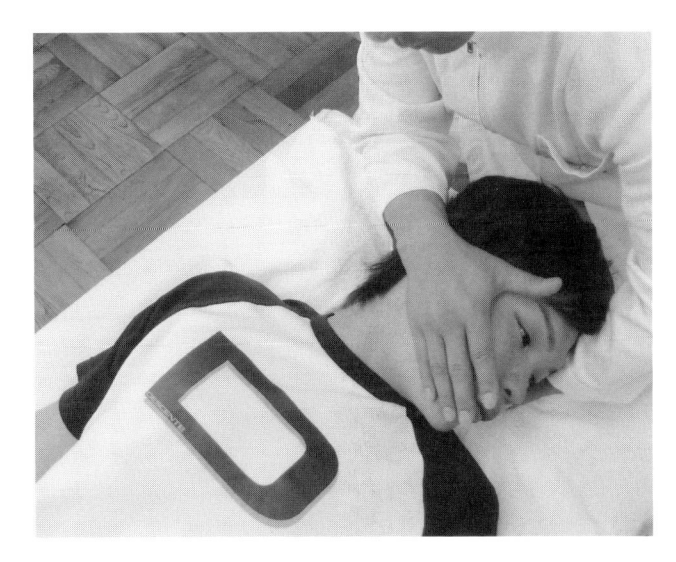

受け手の顔を右に向け、左手のひらを左頬骨から下顎骨にかけて置き、右手は頸部を捻りながら手前に引き上げ、左手は右手に合わせ右方向に圧を加えていき、捻りの最大限で強調する。同じ要領で反対側も行なう。【図85】

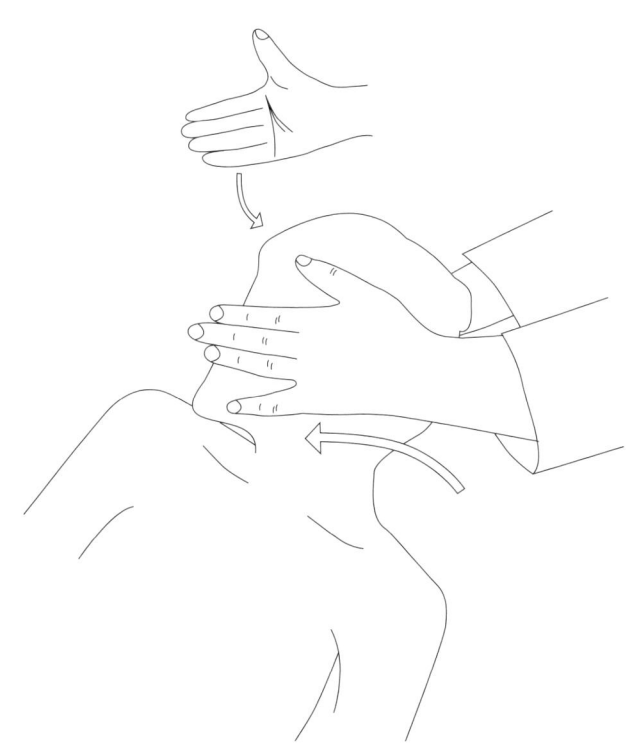

【図85】

第4章

顔面部調整手順

1　顔面部・頭部各経絡整圧手順

（1）下顎骨・顎関節周囲整圧法

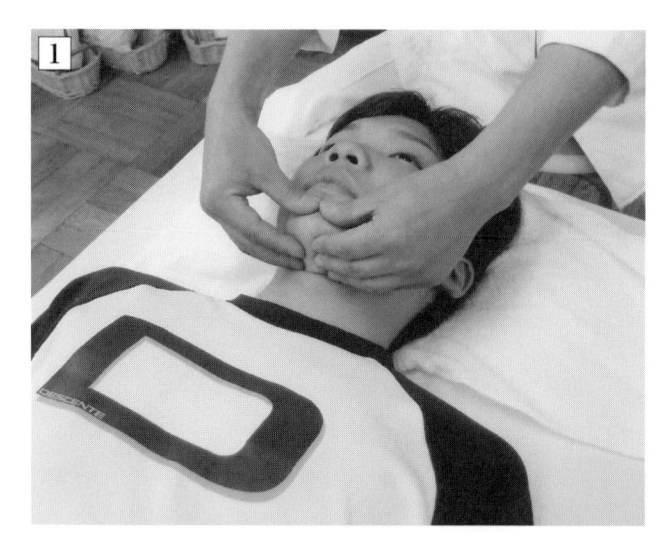

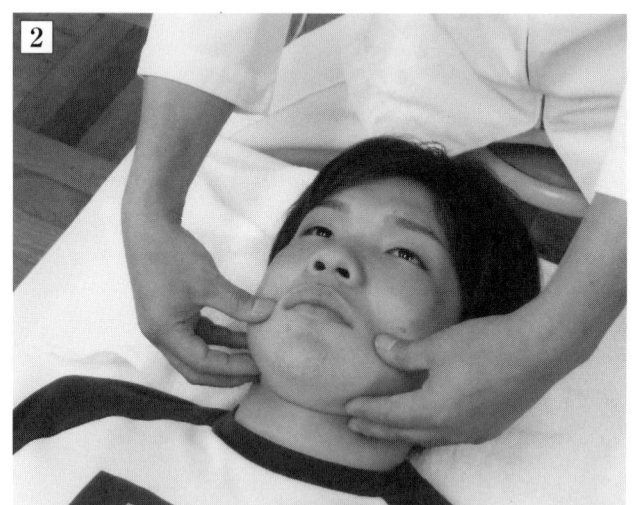

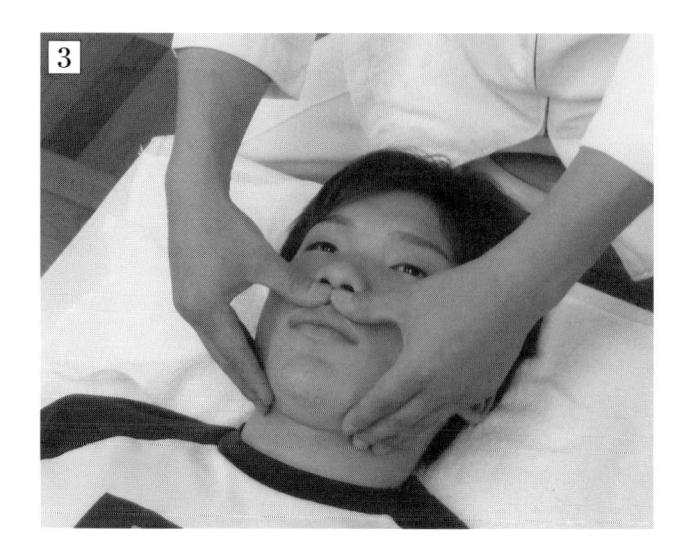

＊第3章の施術後、手指を消毒し、顔にタオルなどをかけて行なう。

　下顎骨の下側に両4指、下顎骨前面中央に両母指を置く。中央部から外側へと、左右同時に下顎骨の線に沿って左右に開くように7点を挟み進行押圧する。【写真1、図86】

　下顎骨後部まできたら、両4指は下顎骨の線に沿って中央に戻し、両母指は唇の両脇を起点に下顎骨後部へと7点を同時進行押圧する。【写真2、図86】

　両母指は上唇中央の上の水溝を起点に上唇上部に沿って顎関節部へと7点を同時進行押圧する。【写真3、図86】

（2） 頬骨部・鼻骨部・眼輪部整圧法

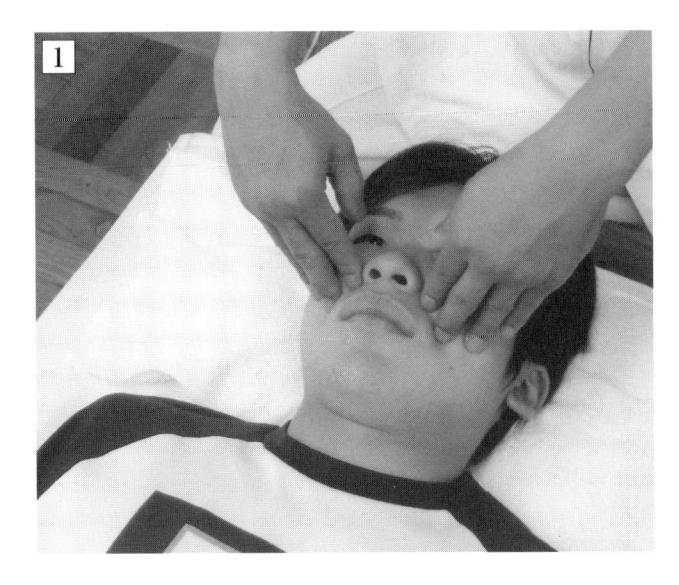

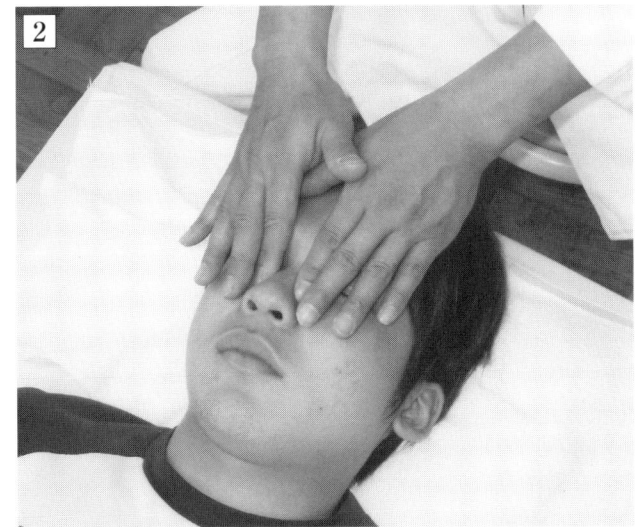

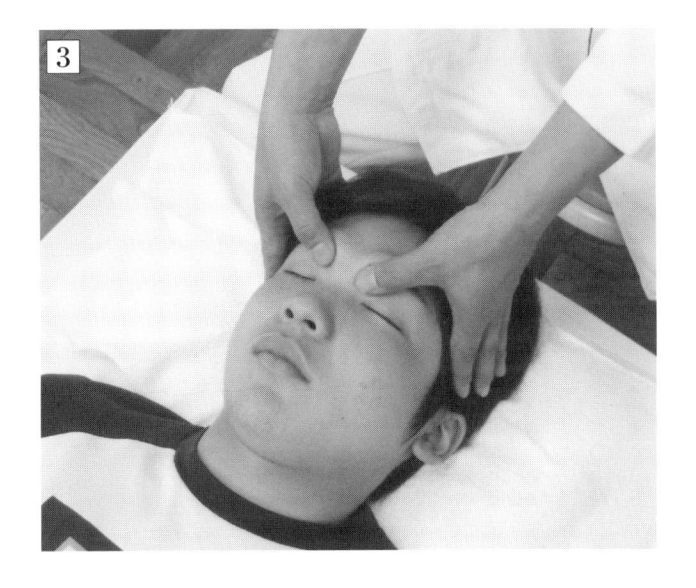

両4指腹部を小鼻を挟むように置き、両頬骨の線に沿って外側に開くように7点を同時進行押圧する。【写真1、図86】

両人差し指母指側で小鼻と目頭の間の外側を鼻を挟むように進行押圧する。【写真2、図86】

両眼輪部の目頭から目尻、目尻から耳、上まぶたの目頭から目尻のそれぞれの間を、両母指で7点を同時進行押圧する。【写真3、図86】

（3） 眼球整圧法

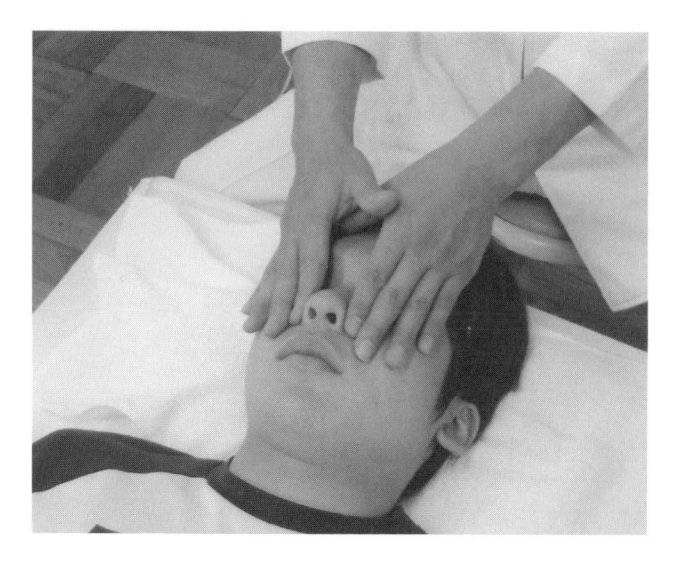

両手指の人差し指、中指、薬指の手のひら指骨部を両眼球部に軽く置き、指先側を軽く押圧し、その位置から眼球のほうへと1回3秒ほど軽く押圧し、1秒ほど離す。3回繰り返す。【図86】

＊この施術前には、必ずコンタクトレンズの使用や眼の異常などを確認する。

（4） 前頭部・側頭部・頭頂部整圧法

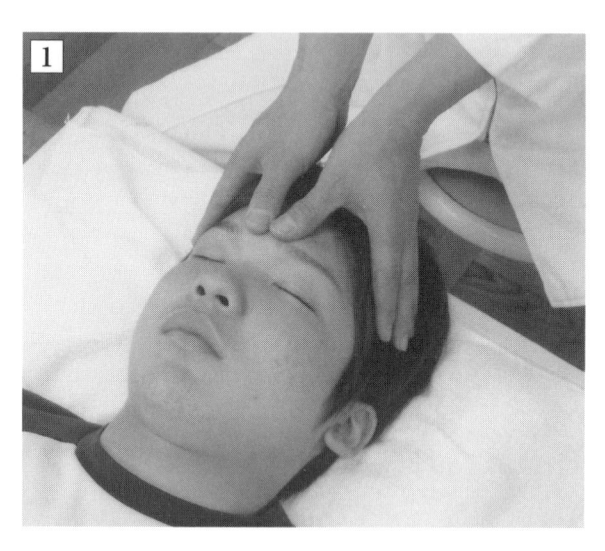

両まゆげの内側上部を起点に、こめかみまでの7点を両母指で進行押圧する。【以下図86】

両まゆげの内側から前頭部の髪の生え際までの7点を両母指で進行押圧する。

両まゆげと髪の生え際の中間点の中央部からこめかみまでの7点を、両母指で進行押圧する。

髪の生え際中央部から、生え際に沿ってこめかみまでの7点を両母指で進行押圧する。

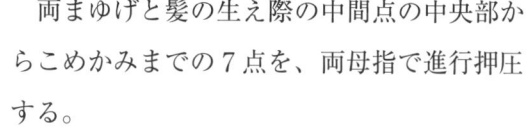

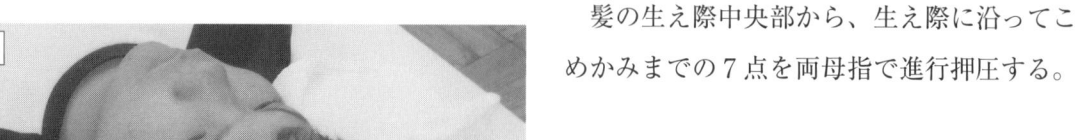

両こめかみに、母指を除く4指を置き、同時に内側に押圧を加え、5回回し押圧する。

両手4指を広げて、両側こめかみ部から頭頂部までの7点を指頭で進行押圧する。

左手で頭部を支え、右手母指で頭頂部の百会を7回回し押圧する。

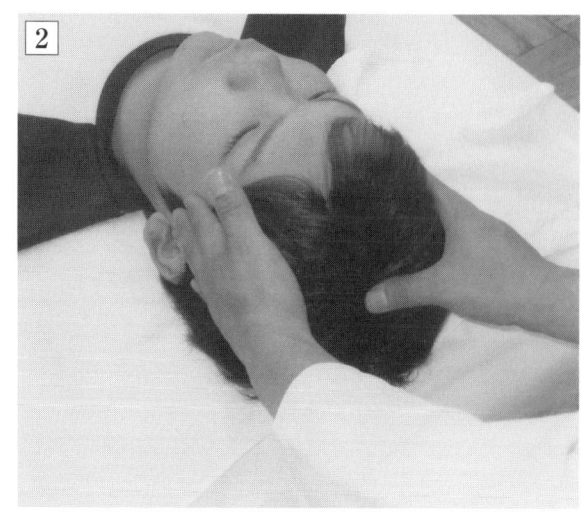

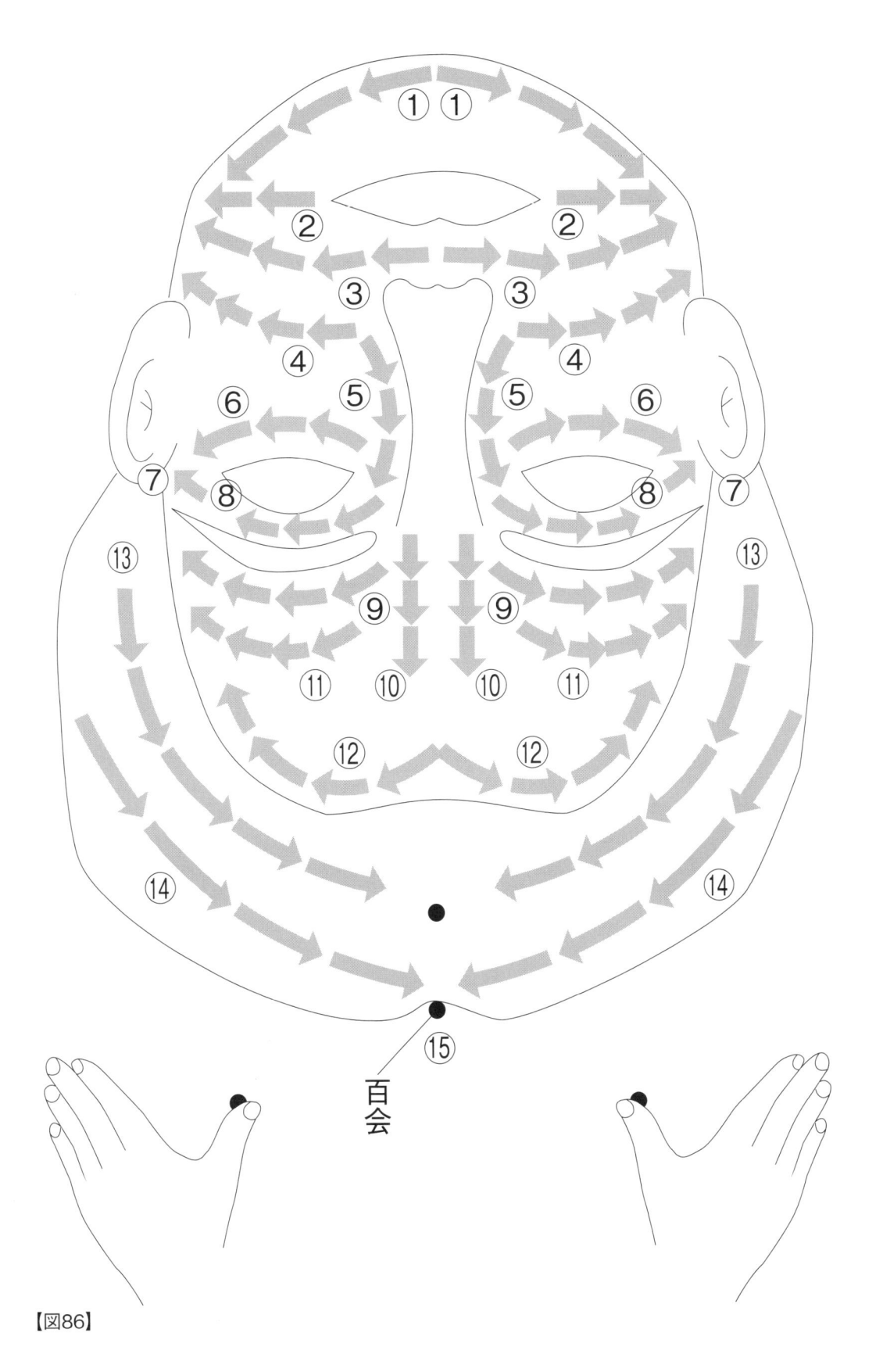

【図86】

百会

第5章

肩関節・背部調整手順

1　肩関節の調整手順

（1）　肩関節前面・後面包み持ち上げ調整法

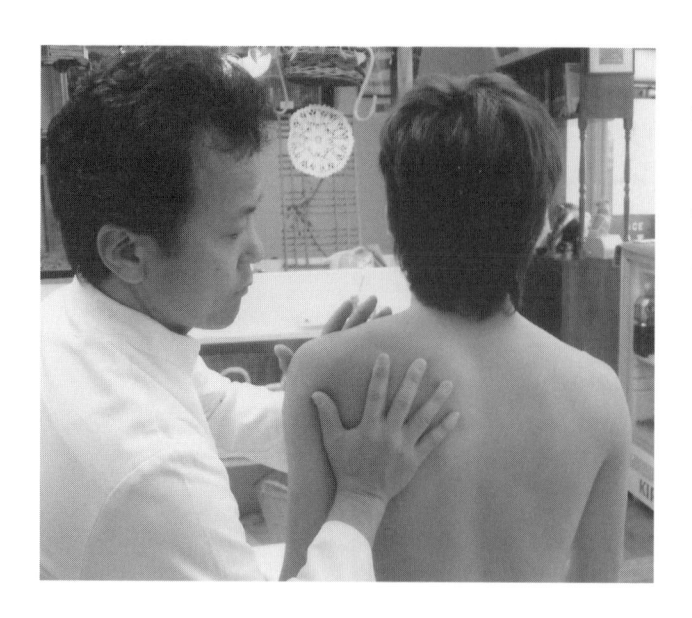

受け手を、台の上に正座させるか、腰掛けに座らせる。左側に立ち、左手のひらは左側肩関節前面に、右手のひらは左側肩甲骨下部に指を上に向けて置き、両手で同時に持ち上げる。3回繰り返す。
【図87】

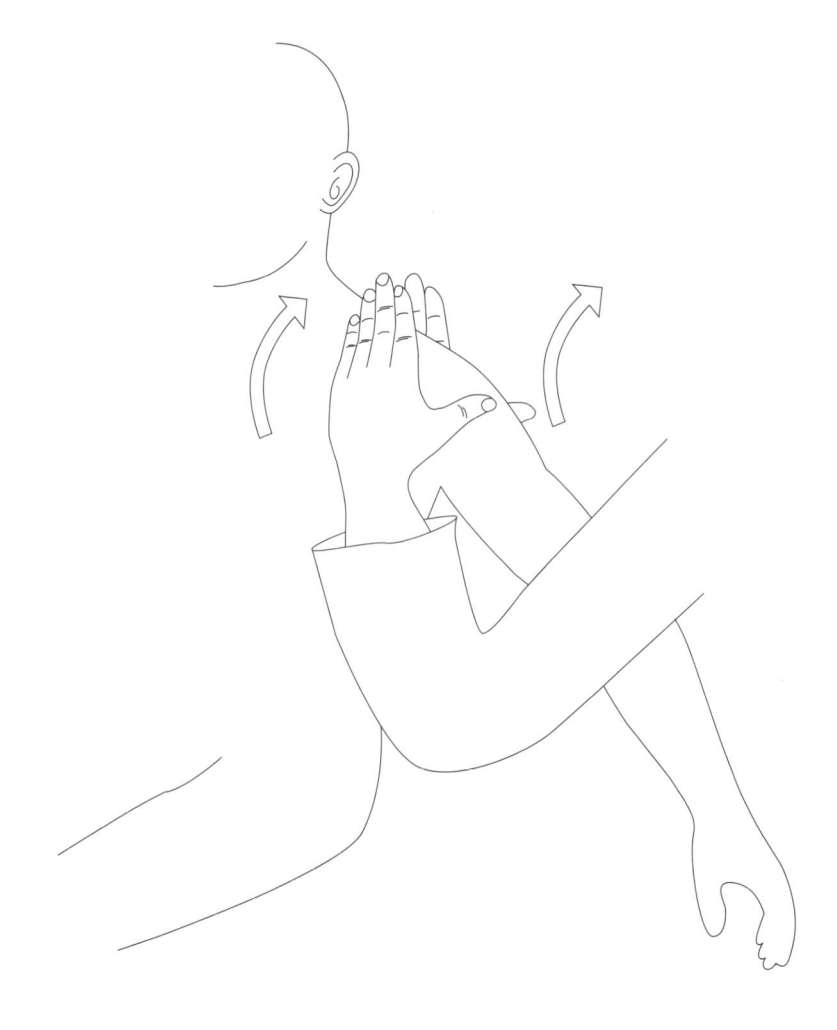

【図87】

（2） 肩関節回転調整法

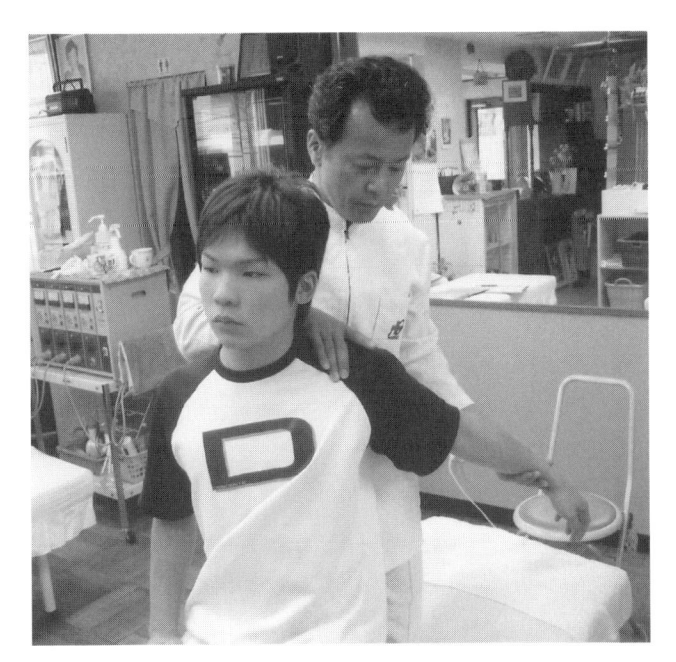

　受け手の背後に立ち、右手4指は左側肩関節の前面、母指は後ろへと回し、固定する。左手は受け手の左側手首を持ち、体を受け手の背後に密着させるようにして、受け手の腕をゆっくりと5回転させる。右側も同様に行なう。【図88】

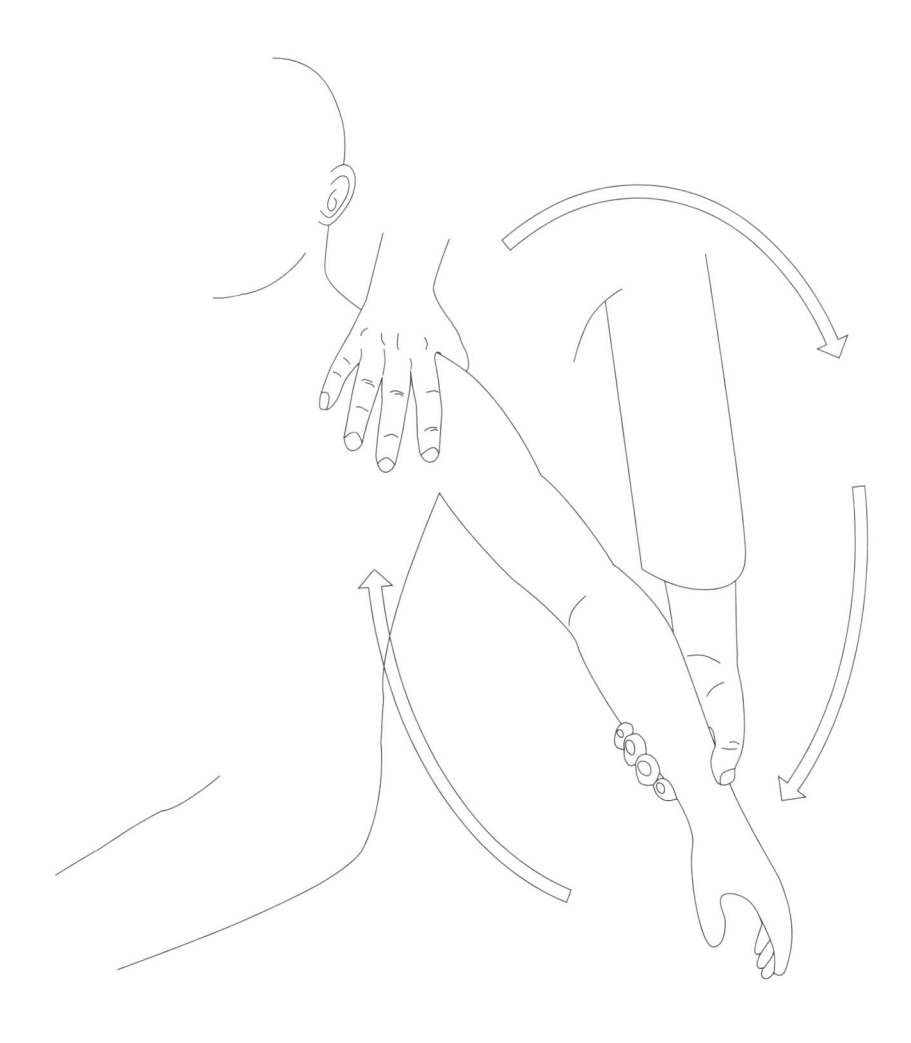

【図88】

2　背部包打法

（1）脊椎部・左右腸骨部・左右肩甲骨部包打調整法

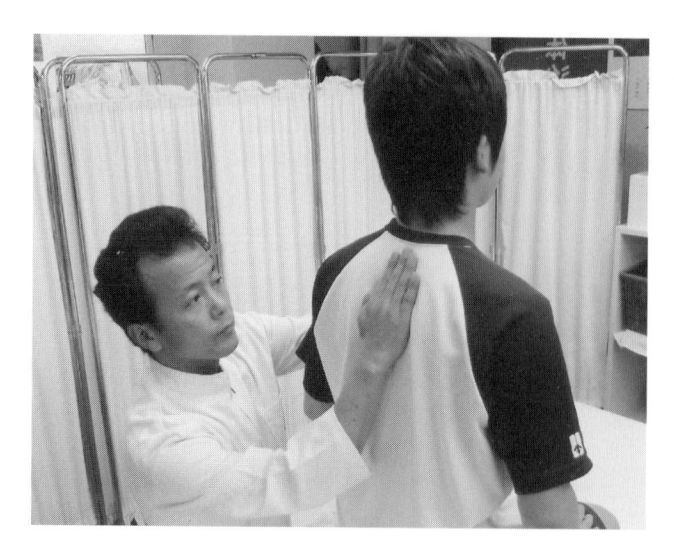

左手を受け手の鎖骨に置き、右手のひらで脊椎部を手のひら全体で空気を包み込むようにして打圧を加える。（1～7）

左右腸骨部を右手のひらで内側から外側へと、左右2回ずつ打圧を加える。（8～11）

左右肩甲骨部を右手のひらで内側から外側へと、左右2回ずつ打圧を加える。（12～15）

最後に脊椎上部の肩甲骨の間に、右手のひらで3回打圧を加えて終了する。（16）

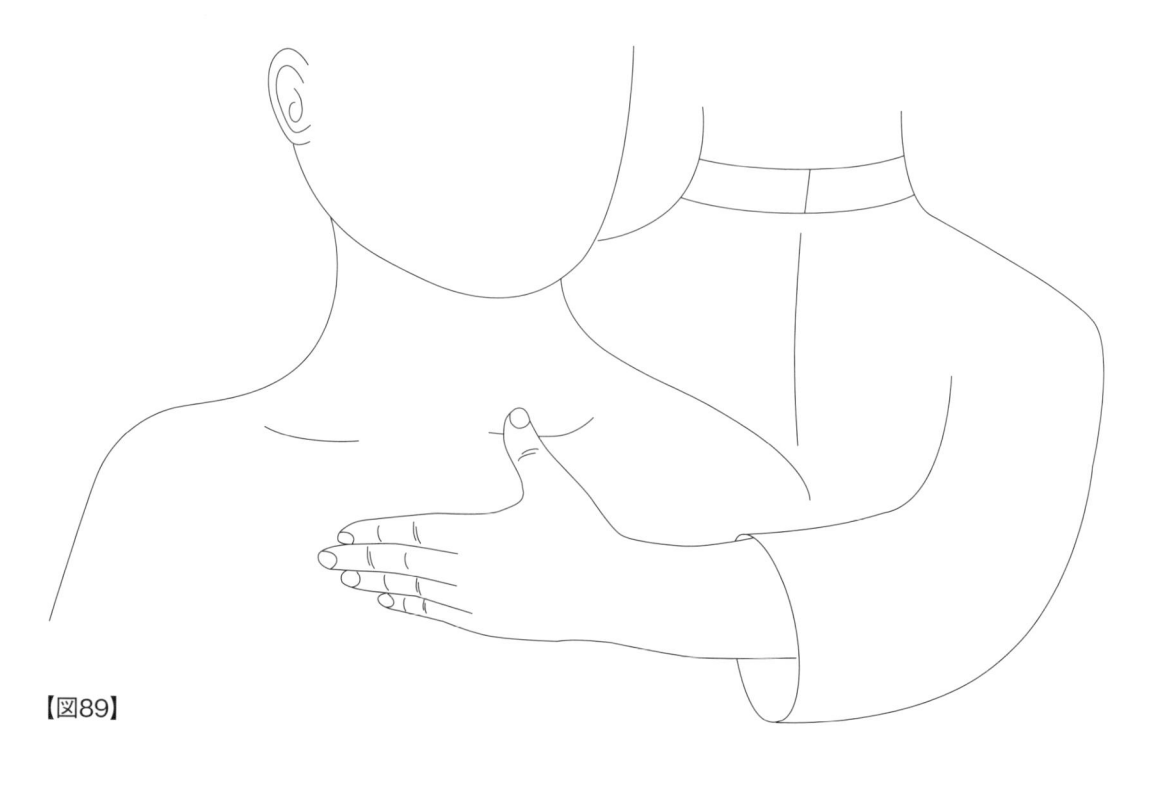

【図89】

【図90】背部包打法の手順

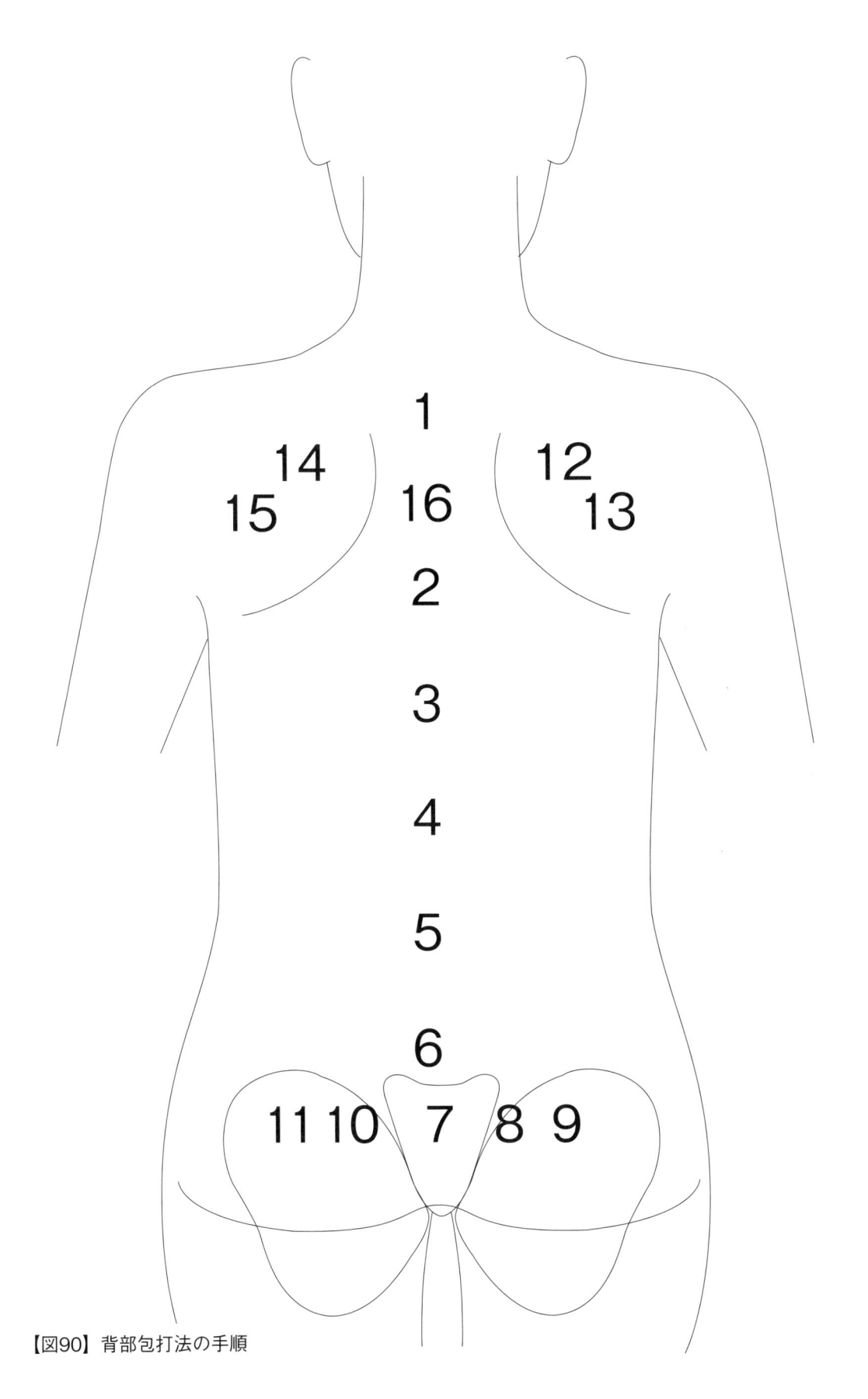

● プロフィール

監修者 白木 靖博（しらき やすひろ）

1942（昭和17）年、神奈川県横須賀市生まれ。
日本体育大学体育学部卒業後、
神奈川県の県立高等学校の教師となり、
三崎高等学校校長、逗葉高等学校校長を務める。
逗葉高等学校校長時代に、ＰＴＡ活動を通して著者と知り合う。

著者 北村 虎雄（きたむら とらお）

1954（昭和29）年、長崎県生まれ。
高校卒業後、国際療術学院に学び、講師科を卒業。
以来、整体療術に従事し、
1980年に湘南整体療術院を開設、院長となる。
横須賀市主催の整体講座の講師を務めているほか、
神奈川県内の学校などで体験講座を開いている。

整体療術基本手技テキスト

2004年12月15日　初版第1刷発行
2025年4月10日　初版第12刷発行

監修者　白木　靖博
著　者　北村　虎雄
発行者　瓜谷　綱延
発行所　株式会社文芸社
　　　　〒160-0022　東京都新宿区新宿1-10-1
　　　　　　　　　電話　03-5369-3060（代表）
　　　　　　　　　　　　03-5369-2299（販売）

印刷所　株式会社暁印刷

©Torao Kitamura 2004 Printed in Japan
乱丁本・落丁本はお手数ですが小社販売部宛にお送りください。
送料小社負担にてお取り替えいたします。
本書の一部、あるいは全部を無断で複写・複製・転載・放映、データ配信する
ことは、法律で認められた場合を除き、著作権の侵害となります。
ISBN4-8355-8007-9